Praxisbuch CDL

Hinweis und Haftungsausschluss

Dieses Buch vermittelt Kenntnisse, mit denen Sie Chlordioxid **auf eigenen Wunsch und selbstverantwortlich** nutzen können. Es stellt weder eine Empfehlung noch einen Ratschlag zur Anwendung dar und macht keine Heilsversprechen, sondern liefert nur sachliche Informationen über Zulassungsbestimmungen, Studien, Patente und Erfahrungswerte von Menschen, die CDL angewendet haben. Jeder Leser, der diese Informationen für den Eigengebrauch nutzen will, tut dies auf eigene Verantwortung. Weder die Autorin noch der Verlag übernehmen eine Haftung.

1. Auflage Dezember 2021
2. Auflage Januar 2022
3. Auflage April 2022
4. Auflage Mai 2022
5. Auflage November 2022
6. Auflage August 2023
7. Auflage September 2024

Lektorat: Alain Estermann
Umschlaggestaltung, Satz und Layout: Stefanie Huber

ISBN: 978-3-86445-864-4

Gerne senden wir Ihnen unser Verlagsverzeichnis
Kopp Verlag
Bertha-Benz-Straße 10
D-72108 Rottenburg
E-Mail: info@kopp-verlag.de
Tel.: (0 74 72) 98 06-10
Fax: (0 74 72) 98 06-11

Unser Buchprogramm finden Sie auch im Internet unter:
www.kopp-verlag.de

Brigitte Hamann

Praxisbuch
CDL

Effektiv vorbeugen
und heilen
mit Chlordioxid

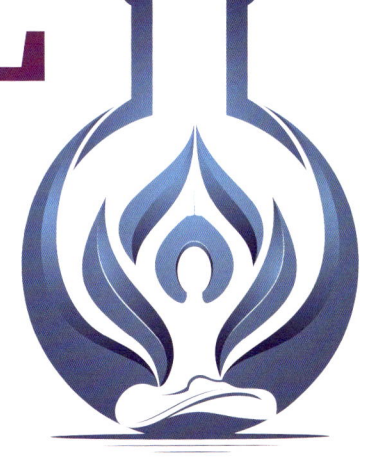

KOPP VERLAG

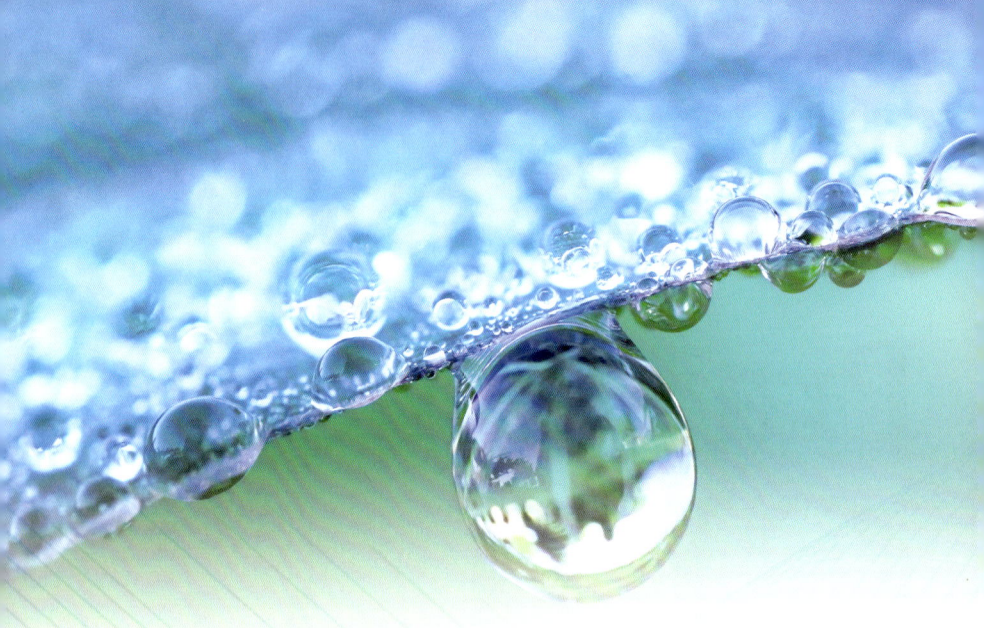

Abkürzungsverzeichnis

Aids	erworbenes Immunschwächesyndrom (engl. *acquired immune deficiency syndrome*)
ALS	amyotrophe Lateralsklerose (eine chronisch-degenerative Erkrankung des zentralen Nervensystems)
BfArM	Bundesinstitut für Arzneimittel und Medizinprodukte
BSE	bovine spongioforme Enzephalopathie (bei Rindern auftretende Erkrankung, umgangssprachlich als Rinderwahn bezeichnet)
CDL	Chlordioxidlösung
CDS	Chlorine Dioxide Solution (englische Abkürzung für Chlordioxidlösung)
DVGW	Deutscher Verein des Gas- und Wasserfaches e. V.
EPA	United States Environmental Protection Agency (US-amerikanische Umweltschutzbehörde)
FDA	United States Food and Drug Administration (US-amerikanische Behörde, verantwortlich für die Zulassung und Marktüberwachung von Lebensmitteln, Medikamenten und Medizinprodukten)
MMS	Miracle Mineral Solution
MRSA	Methillin-resistenter Staphylococcus aureus (gegen das Antibiotikum Methicillin und auch die meisten anderen Antibiotika resistente Bakterien; Krankenhauskeim)
ppm	Millionstel (engl. *parts per million*)

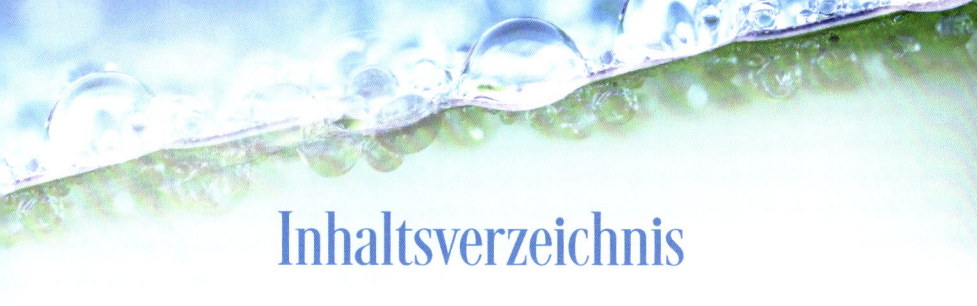

Inhaltsverzeichnis

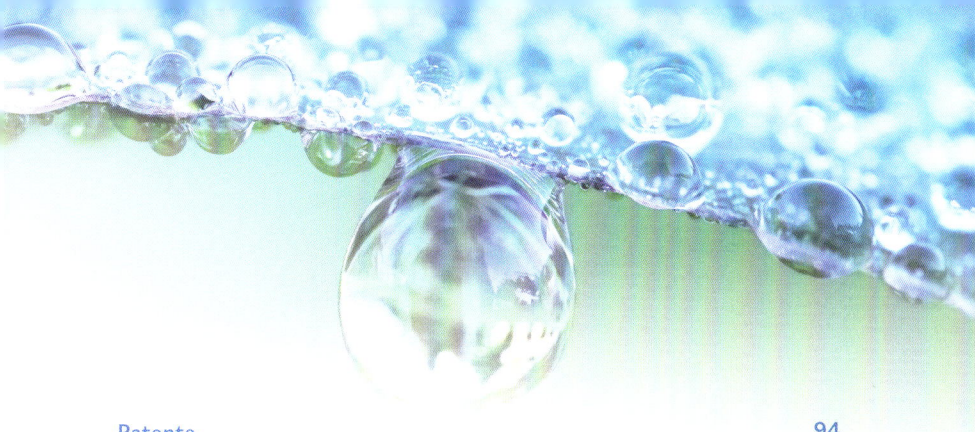

Vorwort

Chlordioxid (CDL) ist ein wirklich ungewöhnliches Mittel, sowohl von der Geschichte seiner Entstehung her als auch von der Tatsache, dass es laut deutscher Trinkwasserverordnung (§ 11, gelistet nach DVGW W 291 und W 224) in kleinen Mengen im Wasser zugelassen ist, als Heilmittel zur innerlichen und äußerlichen Verwendung jedoch nicht. Die Vielzahl gut dokumentierter positiver Anwenderberichte aus aller Welt bleibt dabei ebenso unberücksichtigt wie der Umstand, dass immer mehr Untersuchungen und Berichte von positiven Anwendungen bei SARS-CoV-2 zu finden sind.

All dies hat zur Folge, dass CDL nur auf eigene Verantwortung angewendet werden kann. Auch wenn eine als kompetent betrachtete Person eine Empfehlung für die Anwendung ausspricht, bleibt die Eigenverantwortung bestehen, denn der Anwender selbst hat die Entscheidung getroffen, diesem Hinweis zu folgen. Das Gleiche gilt für Bücher, Vorträge und Artikel. Sie informieren, stellen aber keine offiziell validierte Quelle dar. Als Autorin dieses Buches möchte ich Ihnen die wichtigsten Informationen über dieses spannende und hoffnungsvolle Thema zukommen lassen, sodass Sie selbst entscheiden können, ob und in welchem Umfang Sie CDL nutzen wollen.

Richtig angewendet, überzeugt CDL in allen Bereichen, in denen sich seine Wirkung entfalten kann. Aber ob Sie es nun ausprobieren oder es beim Lesen dieses Buches belassen wollen: Sich über CDL zu informieren, führt zu wertvollen Erkenntnissen über die Wirkweise unseres Körpers.

Noch eine Anmerkung in eigener Sache: Einigen zentralen Aussagen werden Sie in diesem Buch immer wieder begegnen. Der Grund für die Wiederholung ist, dass viele Leser ein Buch nicht von der ersten bis zur letzten Seite durchlesen, sondern bei einem Kapitel beginnen, das sie besonders interessiert, und dann weiterblättern. Wichtiges Basiswissen stelle ich deshalb in mehreren Kapiteln zur Verfügung.

Ich wünsche Ihnen Gesundheit, Wohlbefinden und alles Gute.

Brigitte Hamann,
Rottenburg, im November 2021

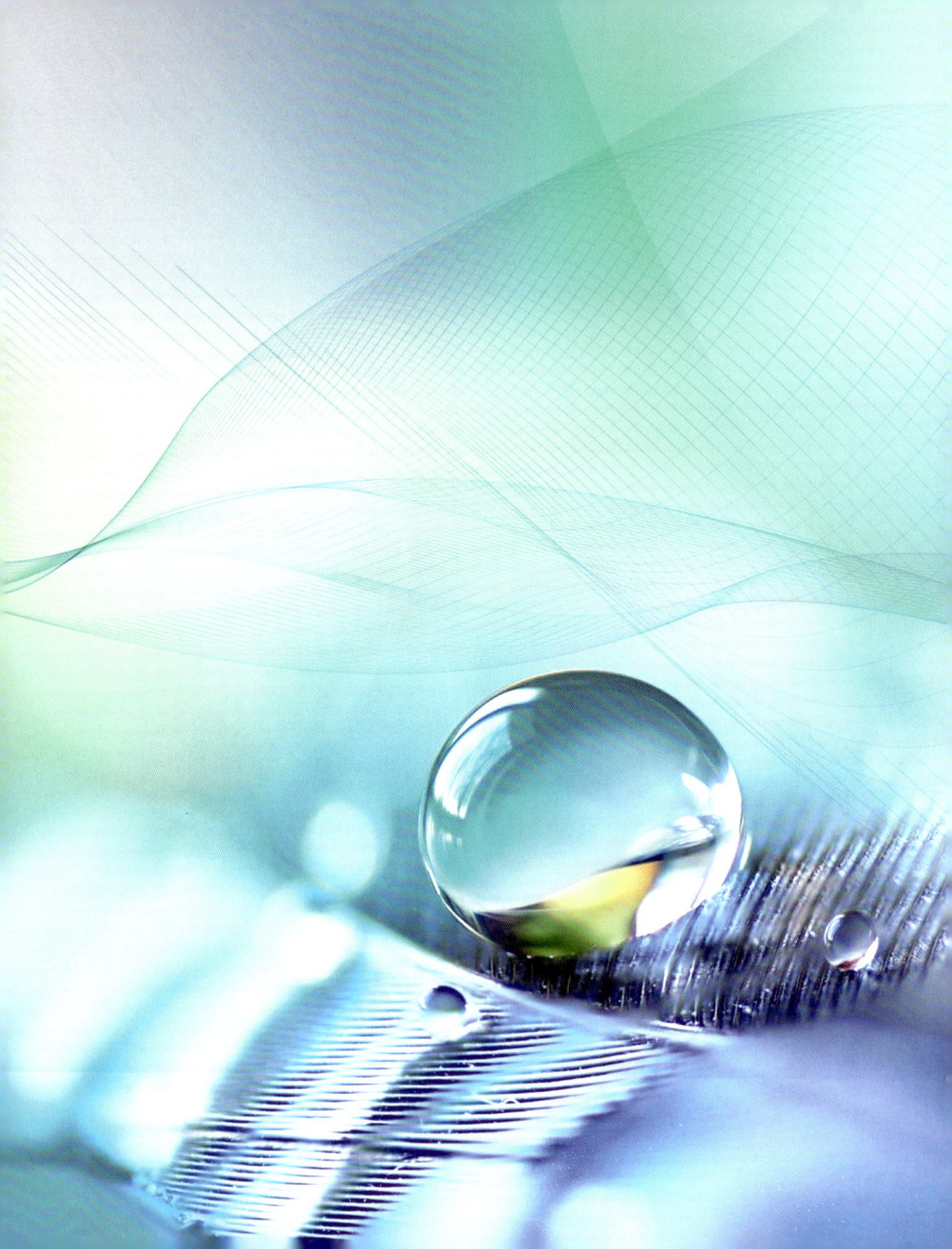

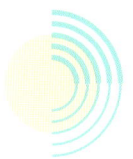

MMS – die Entdeckung eines einfachen, preiswerten Heilmittels

Eigentlich war Jim Humble auf der Suche nach Gold. Mitte 1996 kam der Luftfahrtingenieur zusammen mit anderen im Dschungel von Guyana an. Im Gepäck hatte er Natriumchlorit, ein seit 1929 bekanntes, hochwirksames Mittel zur Trinkwasseraufbereitung, das auch von den Einheimischen verwendet wurde, um Wasser zu reinigen. Alle waren in guter körperlicher Verfassung, doch dann passierte es: Zwei seiner Männer wurden von Moskitos gestochen, die sie mit Malaria infizierten. Die Männer litten unter sehr hohem Fieber, und das Einzige, was als Behandlung zur Verfügung stand, war Natriumchlorit, eine Verbindung aus Natrium, Chlor und Sauerstoff ($NaClO_2$), die Keime in Wasser effektiv abtötet. Etwa 6 Tropfen genügen für 1 Liter Wasser. Die beiden Erkrankten nahmen etwas von der Flüssigkeit zu sich, und zur großen Überraschung aller ging das Fieber nach kurzer Zeit zurück. 5 Stunden nach der Einnahme waren sie symptomfrei. Auch Jim Humble hatte sich mit Malaria infiziert, was ein späterer

Bluttest belegte. Aber anstatt die Malariapillen einzunehmen, die man ihm verordnet hatte, trank auch er das Wasserdesinfektionsmittel und fühlte sich ebenfalls nach wenigen Stunden wieder gesund.

Diese wundersame Wirkung war die Initialzündung für das Heilmittel, das Jim Humble später MMS nannte, Miracle Mineral Solution, denn die überraschende Heilung im Dschungel war für die Männer wie ein Wunder gewesen. Jim Humble begann, Natriumchlorit genauer zu erforschen, um herauszufinden, was es so wirksam machte. Der Grund war nicht der Sauerstoff im Natriumchlorit, sondern die geringen Mengen an Chlordioxid. Er begann, die Menge an Chlordioxid in der Lösung zu erhöhen, um ein Mittel zu finden, das noch wirksamer wäre als das Natriumchlorit, das bei etwa 70 Prozent aller Fälle erfolgreich wirkte. Chlordioxid ist ein seit Langem bekanntes, starkes Bleich- und Desinfektionsmittel, das hilft, alle schädlichen Krankheitserreger abzutöten – auch im menschlichen Körper, und zwar ohne diesen zu schädigen.

MMS – eine Erfolgsgeschichte

MMS wurde in Afrika bei Malariakranken getestet. Die erstaunliche Substanz half mehr als 75 000 Menschen aus verschiedenen Ländern Afrikas, wieder gesund zu werden. Nicht nur Malaria konnte mit MMS erfolgreich behandelt werden, sondern auch Aids. MMS bewährte sich außerdem bei zahlreichen anderen Erkrankungen und Symptomen wie Allergien, Alzheimer, Arteriosklerose, Arthritis, Asthma, Borreliose, Herpes und Gürtelrose, Hepati-

Malaria wird durch Stiche der Anopheles-Mücke übertragen.

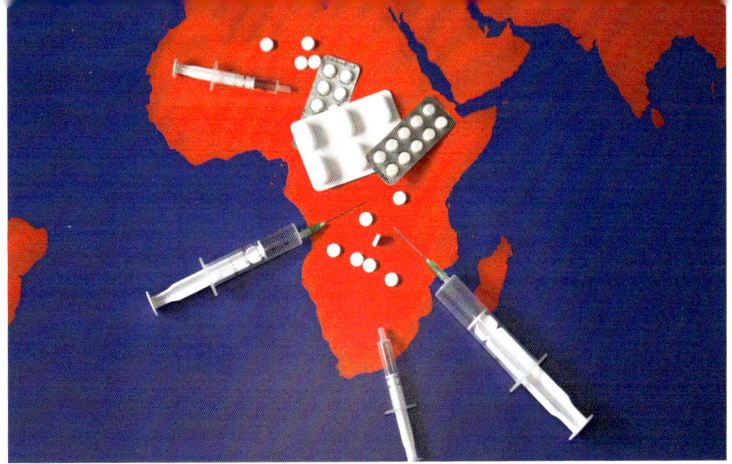

tis A, B und C, Multipler Sklerose, Schlafstörungen, Neurodermitis und mehr. Auch Krebspatienten stellten fest, dass MMS bei der Behandlung ihrer Krankheit hilfreich war.

Wie Bill Gates sich weigerte, einem effektiven Heilmittel eine Chance zu geben

Während seiner Forschungen zu MMS wandte sich Jim Humble an Bill Gates, um ihn um Unterstützung durch die Bill-und-Melinda-Gates-Stiftung zu bitten, mit der Gates Programme zur Behandlung von Aids und anderen Krankheiten, vor allem in Afrika, unterstützt. 75 000 erfolgreich behandelte Fälle konnten vorgewiesen werden, doch Bill Gates akzeptierte sie nicht als Beleg für die Wirksamkeit von MMS. Als Grund wurde angegeben, eine Förderung sei nur möglich, wenn Doppel- oder Dreifachblindstudien in anerkannten Kliniken durchgeführt würden. Obwohl MMS in Afrika bereits in mehreren Kliniken wissenschaftlich untersucht worden

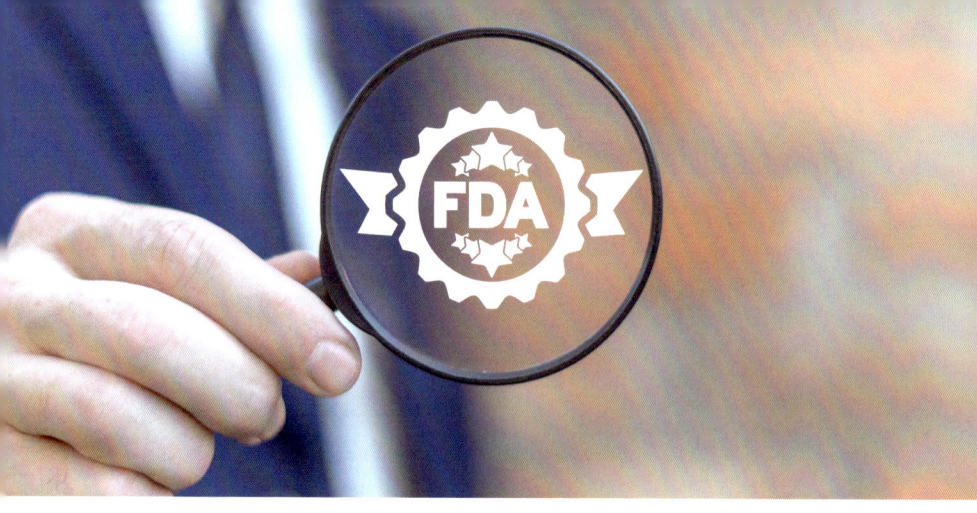

war, vor allem bei der Behandlung von Malaria und Aids, war auch die amerikanische Gesundheitsbehörde FDA der Ansicht, dass für die Anerkennung von MMS als Therapiemittel erst ausreichende wissenschaftliche Tests und Laboranalysen durchgeführt werden müssten. Die Kosten für solche Studien liegen bei 50 Millionen US-Dollar und mehr, ein Betrag, den ein Pharmakonzern problemlos investieren kann, ein Privatmann wie Jim Humble jedoch nicht.[1]

Aus MMS wird CDL

Jim Humble experimentierte damals mit der Zugabe saurer Verbindungen wie Essigsäure, Zitronensäure oder Apfelsäure, wodurch sich ein stark nach Chlor riechendes Gas entwickelte, das Chlordioxid. Dieses besteht aus Chlor und Sauerstoff (ClO_2), hat je nach Lichteinfall eine gelbe oder grünliche Farbe und ist ein starkes Oxidationsmittel. Gasförmiges Chlordioxid kann explodieren, weshalb es nie in konzentrierter Form, sondern immer mit Luft gemischt vorliegen sollte. In Wasser gelöst, ist CDL (**Chlor**d**ioxidl**ösung) *nicht* explosiv und wird seit fast 100 Jahren zur Desinfektion von Trinkwasser, Wasserrohren und -behältern sowie als Bleichmittel eingesetzt. Schlachthäuser bekämpfen Erreger mit Chlordioxid, wobei Fleisch, Geflügel, Fisch, Obst und Gemüse damit desinfiziert werden. Krankenhäuser nutzen Chlordioxid, um die Böden zu reinigen, medizinische Instrumente zu sterilisieren und das Abwasser zu desinfizieren. Zudem hilft es, giftigen Schimmelpilz an davon befallenen Gebäudewänden unschädlich zu machen. 1999 erklärte die Amerikanische Gesellschaft für Analytische Chemie, Chlordioxid sei der wirksamste Bakterienkiller, den man kenne.

Niemand dachte allerdings daran, die Chlordioxidlösung auch innerlich anzuwenden, um Erreger abzutöten. Es war schließlich Jim Humble, der durch seinen mutigen Einsatz im Dschungel entdeckte, welch ausgeprägte Wirkung Natriumchlorit im menschlichen Körper haben kann.

Was ist MMS?

Die fertige Mischung, die Jim Humble MMS – Miracle Mineral Solution – nannte, ist eine Mischung aus Natriumchlorit ($NaClO_2$), aktiviert mit 50-prozentiger Zitronensäure. Durch diese Aktivierung, die erst direkt vor der Anwendung vorgenommen werden soll, wird Chlordioxid (ClO_2) freigesetzt, der eigentliche Wirkstoff von MMS. Die kurzfristige Aktivierung ist wichtig, weil Chlordioxid ein stark flüchtiges Gas ist.

Heute wird MMS statt mit 50-prozentiger Zitronensäure mit 4-prozentiger Chlorwasserstoffsäure hergestellt, was eine mildere Variante der ursprünglichen Lösung ergibt, die weniger Nebenwirkungen hervorruft und außerdem wirksamer ist. Der populäre Name der Chlorwasserstoffsäure ist Salzsäure, die wir auch als für die Verdauung wichtige Magensäure kennen. Sie entsteht, wenn der gasförmige Chlorwasserstoff (HCl) in Wasser gelöst wird.

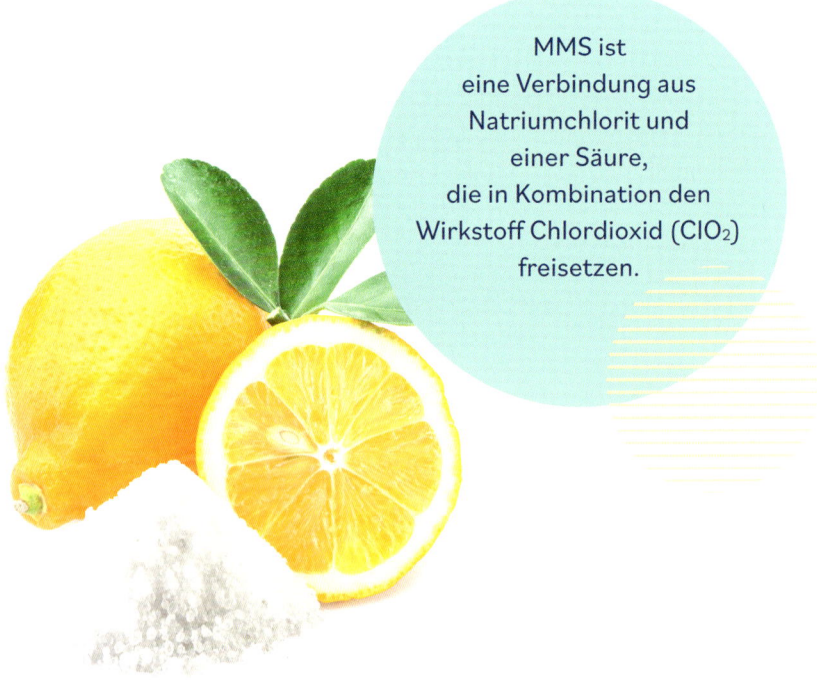

MMS ist eine Verbindung aus Natriumchlorit und einer Säure, die in Kombination den Wirkstoff Chlordioxid (ClO_2) freisetzen.

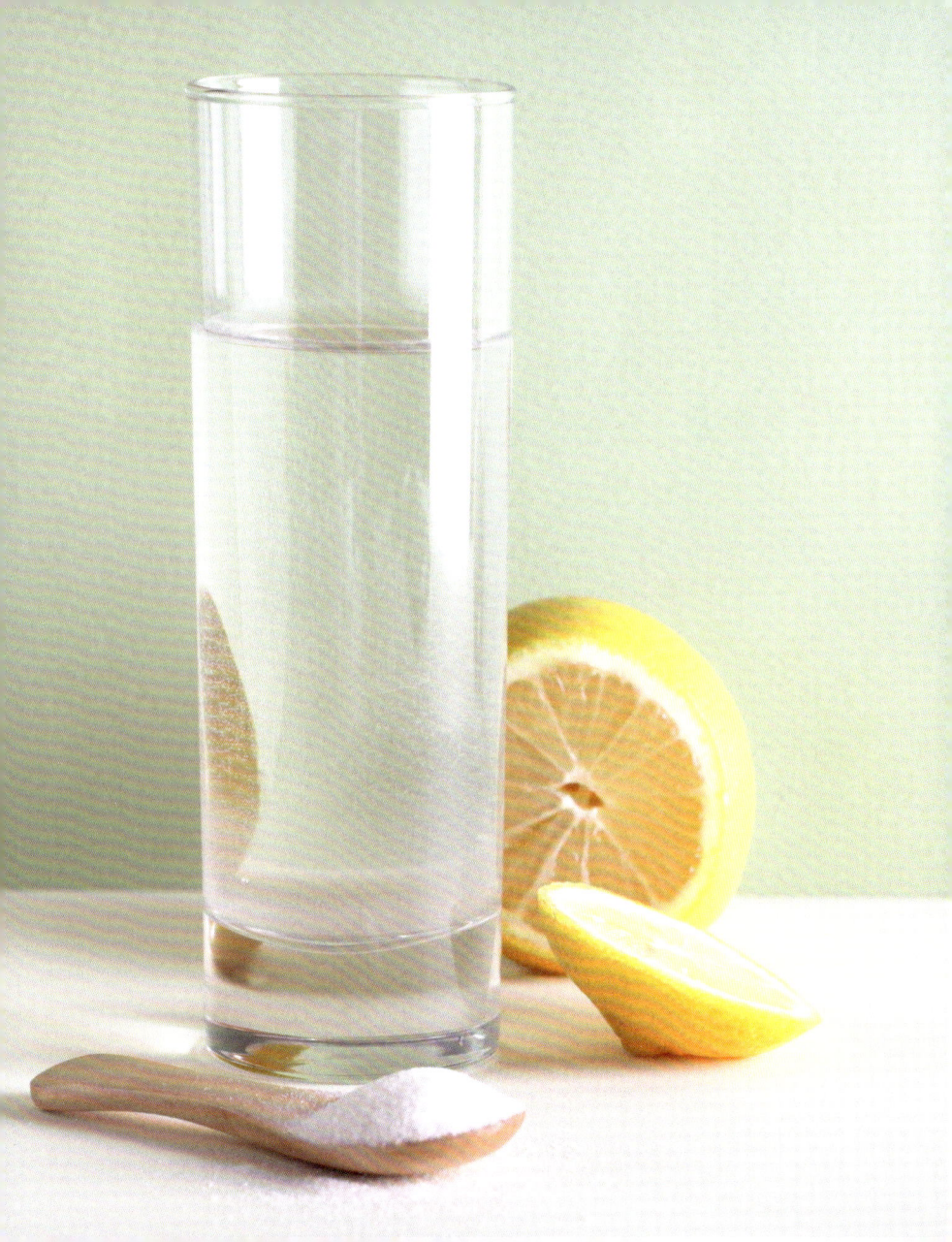

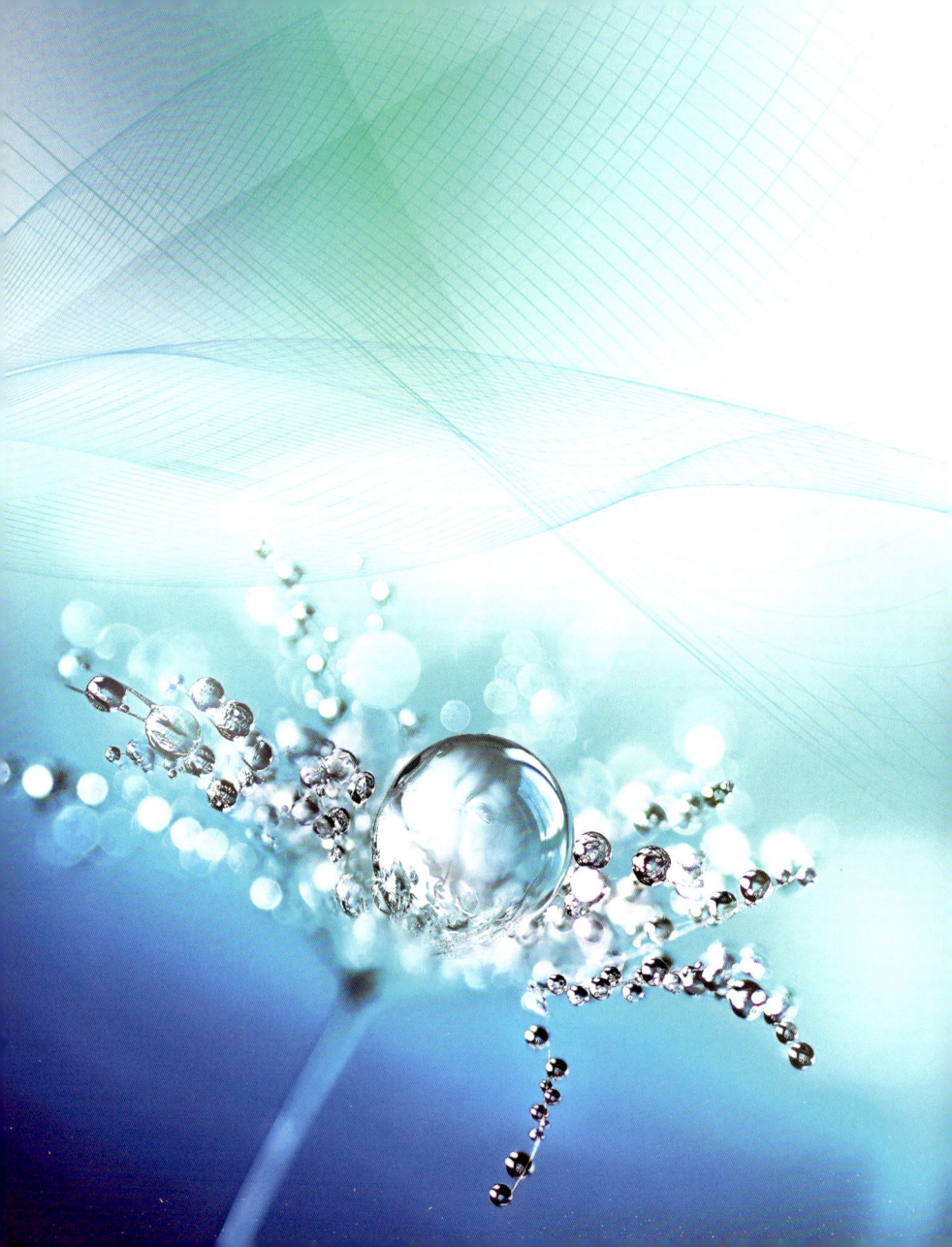

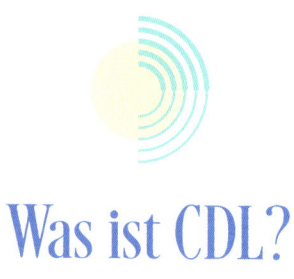

Was ist CDL?

Chlordioxid ist ein gelbgrünes, stechend riechendes Gas, das 1814 entdeckt wurde. Es besteht aus einem Chloratom und zwei Sauerstoffatomen (ClO_2). Seit Anfang des 20. Jahrhunderts, also seit mehr als 100 Jahren, wird es als Desinfektionsmittel in der Trinkwasseraufbereitung verwendet.

Ab einer Konzentration von 0,1 Milliliter pro Kubikmeter entwickelt Chlordioxidgas einen stechenden Geruch. In konzentrierter Form ist es giftig und darf nicht eingeatmet werden. Je nach Konzentration kann es schwache oder starke Reizungen in Nase, Rachen und Lunge sowie Augenreizungen hervorrufen. Schwächere Reizzustände beruhigen sich nach aktuellem Kenntnisstand von selbst und hinterlassen keine bleibenden Schäden. Tierversuche zeigen, dass die Stärke der negativen Auswirkungen von der Konzentration des Gases in

Als CDL (**Chlor**dioxid**l**ösung) wird das an Wasser gebundene Chlordioxidgas bezeichnet.

der Luft abhängt und von der Dauer, während der man ihm ausgesetzt ist.

CDL – Chlordioxid, in Wasser gelöst

Achtung: Chlordioxid ist sehr flüchtig. Es entweicht ab 11 °C, auch wenn es in Wasser gelöst ist. Die Chlordioxidlösung muss deshalb immer im Kühlschrank aufbewahrt werden. Eine ungeöffnete Chlordioxidflasche kann auch bei höheren Temperaturen gelagert oder transportiert werden, sollte jedoch lichtgeschützt sein.

Auf Deutsch lautet die Abkürzung für Chlordioxidlösung CDL, auf Englisch CDS.

CDL: **C**hlor**d**ioxid**l**ösung
CDS: **C**hlorine **D**ioxide **S**olution

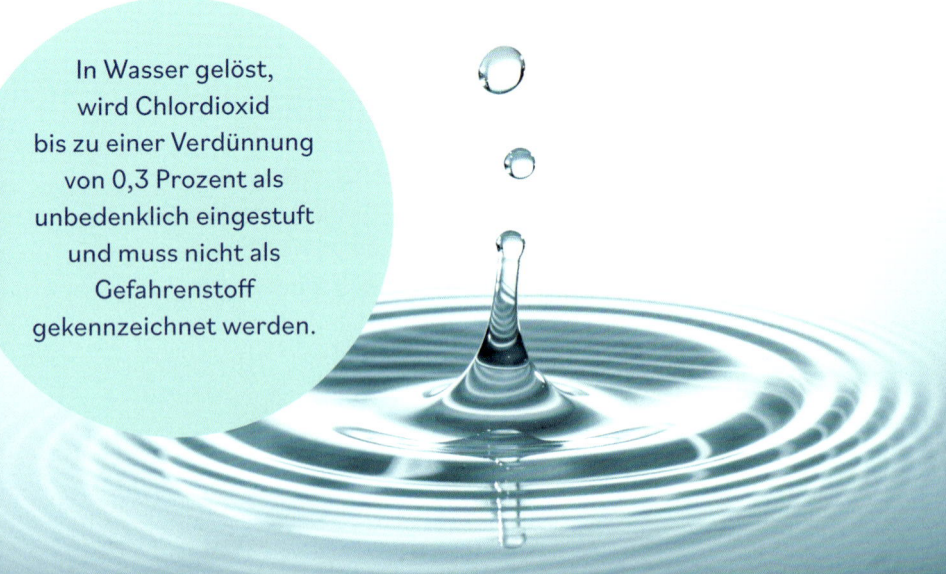

In Wasser gelöst, wird Chlordioxid bis zu einer Verdünnung von 0,3 Prozent als unbedenklich eingestuft und muss nicht als Gefahrenstoff gekennzeichnet werden.

Die Vorteile von CDL im Vergleich zu MMS

CDL als Weiterentwicklung hat einige entscheidende Vorteile gegenüber MMS. Während MMS im sauren pH-Bereich bei pH 2,5–3 liegt, ist CDL mit pH 5,5–7 fast pH-neutral, denn reines Chlordioxid, in Wasser gelöst, verändert den pH-Wert nicht. Es wird daher viel besser vertragen und kann in vergleichsweise höheren Dosierungen eingenommen werden.

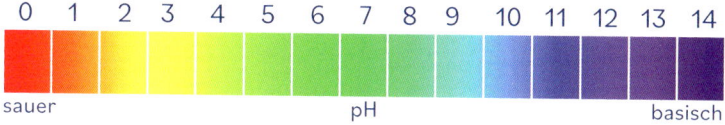

MMS riecht und schmeckt nach der Aktivierung intensiv nach Chlor. CDL ist dagegen milder im Geschmack und fast geruchsneutral. Chlordioxidlösung enthält außerdem keine Säure, da Chlordioxidgas zur Herstellung verwendet wird, weshalb es wesentlich verträglicher ist. MMS wird aus den beiden Komponenten Natriumchlorit (NaClO$_2$) und Salzsäure (HCl) hergestellt, die exakt im Verhältnis 1:1 vorhanden sein müssen, damit sie vollständig miteinander reagieren und keine Reste der Einzelkomponenten übrig bleiben. Außerdem entsteht bei der Aktivierung von Natriumchlorit mit Salzsäure nicht nur gasförmiges Chlordioxid, sondern auch etwas gasförmige Salzsäure. MMS kann daher Nebenwirkungen wie Durchfall, Bauchschmerzen, Kopfschmerzen, Übelkeit, Erbrechen sowie Haut- und Schleimhautreizungen hervorrufen.

Einfachere Handhabung: Sowohl bei CDL als auch bei MMS ist Chlordioxid der aktive Wirkstoff. CDL muss jedoch nur einmal aktiviert werden und kann dann im Kühlschrank aufbewahrt werden. Es ist so jederzeit einsatzbereit. Berücksichtigen muss man nur, dass CDL durch Lagerung pro Monat etwa 10 Prozent an Wirkung verliert.

Chlordioxid ist nicht gleich Chlor

Zur Desinfektion von Schwimmbädern wird Chlor verwendet, das Keime abtötet. Bei dieser offiziell zugelassenen Wasserchlorierung entstehen Abbauprodukte wie Chloramine, Chlorphenole und Trihalogenverbindungen, die von vielen Fachleuten als giftig und krebserregend eingestuft werden. Chlordioxid geht dagegen keine Verbindungen mit anderen Stoffen ein und reagiert auch nicht mit Ammoniak. Die Zerstörung der Pathogene erfolgt durch Oxidation. Dabei wird die Zellwand der Keime und Giftstoffe oxidiert, das heißt, ihre Zellen werden zerstört, indem ihrer Zellhülle Bestandteile entrissen werden, sodass sie zerfallen. CDL wirkt nur auf schädliche Keime ein, die sich durch ihren pH-Wert von gesunden Zellen und Bakterien unterscheiden.

CDL enthält nur Chlordioxidgas und keine Aktivatorsäure wie zum Beispiel Salzsäure. Es wird als natürliches Wasserdesinfektionsmittel eingesetzt, das jeder in eigener Verantwortung auch zur Vorbeugung oder Behandlung von Krankheiten nutzen kann.

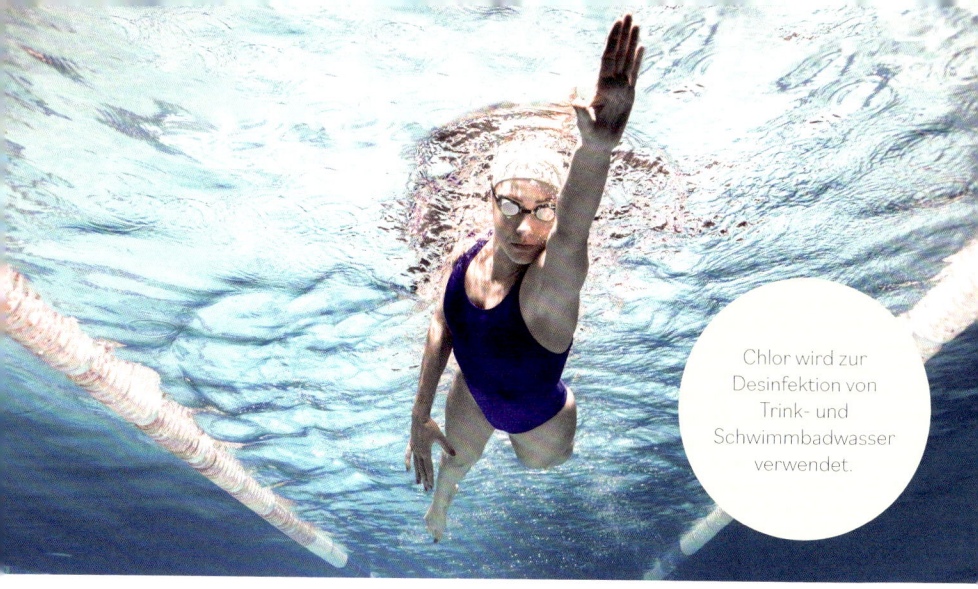

Chlor wird zur Desinfektion von Trink- und Schwimmbadwasser verwendet.

Chlor und Chlordioxid sind gasförmige Verbindungen. Beide wirken oxidierend, das heißt sie versuchen Elektronen aus anderen Stoffen an sich zu reißen. Elementares Chlor kann allerdings nur zwei Elektronen aufnehmen, die Atome in Chlordioxid dagegen fünf. Damit ist Chlordioxid 2,5-mal wirksamer als Chlor. Viel wichtiger ist jedoch, dass Chlordioxid nicht mit vielen organischen Verbindungen reagiert, sodass keine giftigen Verbindungen entstehen. Das Redoxpotential (Reduktions-/Oxidations-Standardpotential) von Chlordioxid liegt bei +0,96 Volt, von Chlor dagegen bei +1,36 Volt – also schon im kritischen Bereich, da bei ungenügender Verdünnung Körperzellen geschädigt werden können. Zudem löst sich Chlordioxid sehr viel leichter in Wasser.

Chlordioxid wird zur Trinkwasserdesinfektion eingesetzt, Chlor dagegen zur Desinfektion von Schwimmbädern. Chlordioxid und

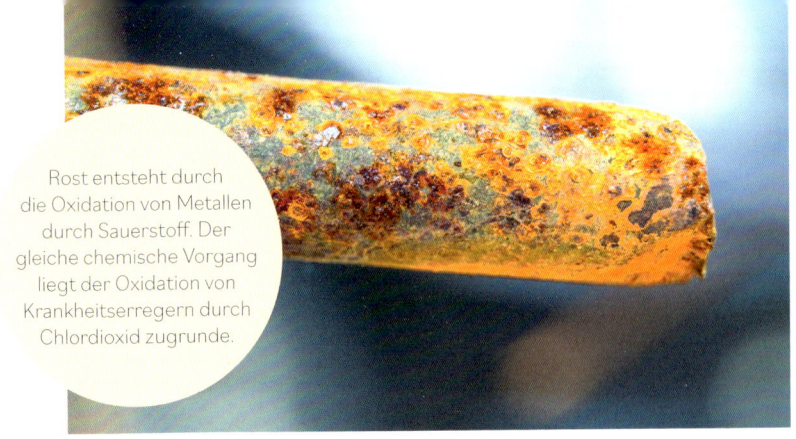

Rost entsteht durch die Oxidation von Metallen durch Sauerstoff. Der gleiche chemische Vorgang liegt der Oxidation von Krankheitserregern durch Chlordioxid zugrunde.

die bekannte Chlorbleiche sind unterschiedliche Substanzen, obwohl Chlordioxid auch zum Bleichen von Stoffen eingesetzt werden kann.

Im Körper zerfällt das Molekül in die natürlichen Bestandteile Kochsalz (NaCl), Wasser (H_2O) und Sauerstoff (O_2). **Chlordioxid ist bereits bei niedriger Konzentration wirksam und reagiert nicht** wie beispielsweise Ozon mit allen oxidierbaren Stoffen.

Chlordioxid zur Trinkwasseraufbereitung

Seit Anfang des 20. Jahrhunderts ist Chlordioxid zur Trinkwasserdesinfektion zugelassen und findet sich in der deutschen Trinkwasserverordnung von 2011 unter § 11, gelistet nach DVGW W 291 und W 224. Auch im europäischen Normenwerk zur Vereinheitlichung der nationalen Trinkwasserverordnungen wird Chlordioxid unter DIN EN 12671 als ein für die Aufbereitung von Wasser für den menschlichen Gebrauch zugelassenes Produkt beschrieben. Im Trinkwasser dürfen in Deutschland bis 0,2 Milligramm Chlordioxid pro Liter enthalten sein, in Österreich bis 0,5 Milligramm pro Liter.

Chlordioxid wird also seit vielen Jahren zur Desinfektion von Wasser, Trinkwasserrohren, Wasserbehältern und Tanks von Wasserwerken, aber auch in Firmen und Haushalten eingesetzt. Obwohl wir chlordioxidhaltiges Wasser trinken dürfen – und zwar in beliebiger Menge – gibt es keine Zulassung als Medikament.

Rechnet man den Chlordioxidgehalt einer 0,3-prozentigen Chlordioxidlösung um, entsprechen 2 Tropfen CDL der aktuellen Trinkwasserverordnung von 0,2 Milligramm.

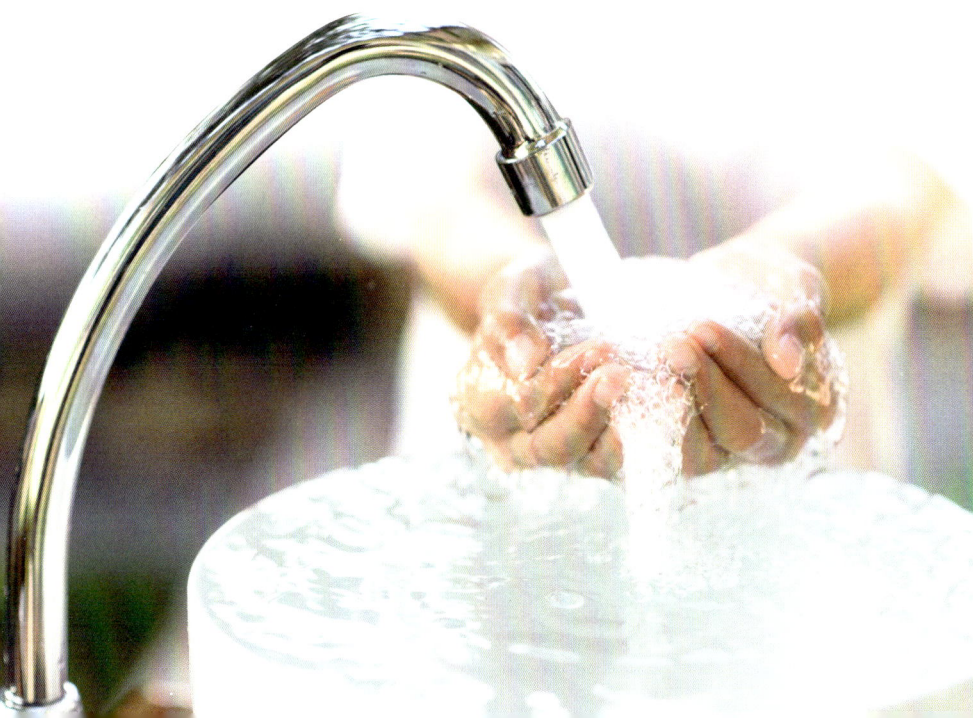

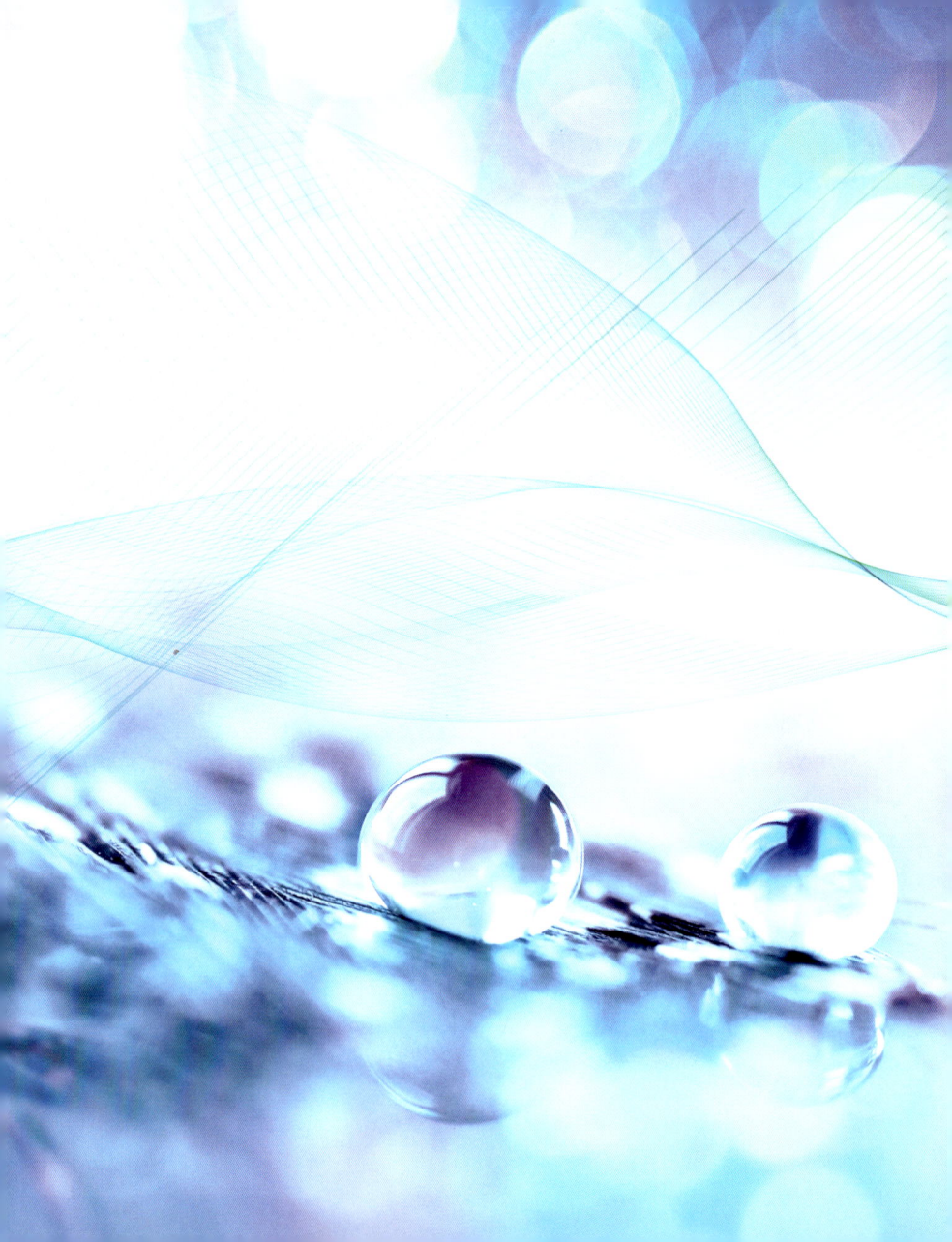

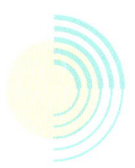

Hocheffektiv:
CDL wirkt durch Oxidation

CDL zerstört Erreger auf eine einfache, aber höchst wirkungsvolle Weise: durch Oxidation. Chlordioxid oxidiert fast alle krankheitserregenden Mikroorganismen – Bakterien, Viren, Pilze und sogar Sporen. Das gilt auch für multiresistente Krankenhauskeime wie MRSA, die schwere Infektionen auslösen. Allein in deutschen Kliniken infizieren sich jährlich etwa 600 000 Menschen mit antibiotikaresistenten Keimen mit oft dramatischem Krankheitsverlauf.

»Könnte ich mein Leben noch einmal leben, würde ich mich dem Beweis widmen, dass Keime nur krankes Gewebe als ihr natürliches Umfeld aufsuchen, anstatt es zu verursachen. Vergleichbar mit Moskitos, die stehende Gewässer aufsuchen, Wasser aber nicht in solche verwandeln.«
Dr. Rudolf Virchow

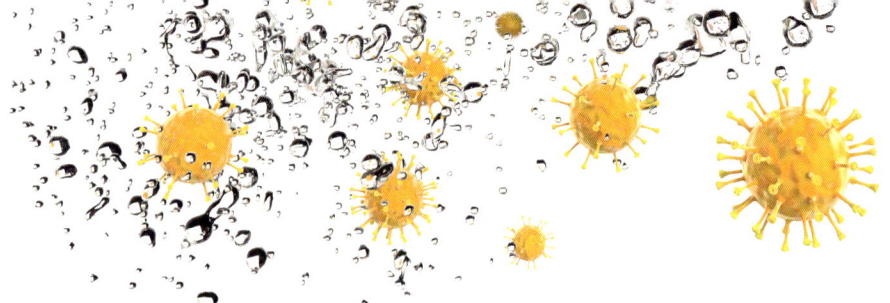

Chlordioxid zerstört nur schädliche Bakterien, Viren, Pilze und Parasiten, deren pH-Wert unter 7 liegt, die also im sauren Bereich existieren. Gram-positive Bakterien wie die Lactobakterien leben in einem leicht sauren Milieu. Ihre Zellwand hat jedoch eine höhere Widerstandskraft als die anderer Bakterien, sodass sie von CDL nicht angegriffen werden. Mikroben können lange Zeit mit uns leben, ohne uns zu schaden, aber im übersäuerten Milieu entarten sie und vermehren sich unkontrolliert. Der Mediziner und Chemiker Antoine Béchamp erkannte bereits im 19. Jahrhundert: »Die Mikrobe ist nichts, das Milieu ist alles«. Und der Arzt und Physiologe Claude Bernard prägte den Begriff *milieu intérieur* (innere Milieu). Das innere Milieu, das im Gleichgewicht sein muss, entscheidet über Gesundheit, Wohlbefinden und Selbstheilungskräfte. Bernard soll einmal ein Glas Wasser, in dem sich Cholerabakterien befanden, getrunken haben, um zu beweisen, dass ein gesundes inneres Milieu nicht infiziert werden würde. Er blieb gesund.[2] Bekannt ist auch das Zitat des Nobelpreisträgers für Medizin Dr. Otto Warburg: »Keine Krankheit kann in einem basischen Milieu existieren, nicht einmal Krebs.« Warburg erhielt den Nobelpreis für seine bahnbrechenden Erkenntnisse in der Krebsforschung.

Chlordioxid wird nur im übersäuerten Milieu aktiv, in dem Mikroben entartet sind und selbst einen sauren pH-Wert aufweisen. Außerdem greift CDL auch Teile des Erbgutes der Erreger an, sodass sich keine Resistenzen bilden können, wie es bei Antibiotika der Fall ist.

CDL wirkt schnell

Meist dauert es nur wenige Minuten, bis die schädlichen Mikroorganismen oxidiert und unschädlich gemacht sind und aus dem Körper entfernt werden. Auch bei Tumorzellen haben sich Erfolge gezeigt, da es sich um übersäuerte Zellen handelt.

Chlordioxid überwindet die Blut-Hirn-Schranke und kann somit auch dort Parasiten, Viren, Pilze, Bakterien und Schwermetalle erreichen, oxidieren und ausscheiden. Durch den Sauerstoffanteil wird den Zellen Sauerstoff zugeführt, was zu einer Aktivierung der Mitochondrien führt. Chlordioxid bleibt im Körper maximal 12 Stunden aktiv, danach zerfällt es in die natürlichen Bestandteile Kochsalz (NaCl), Wasser (H_2O) und Sauerstoff (O_2).

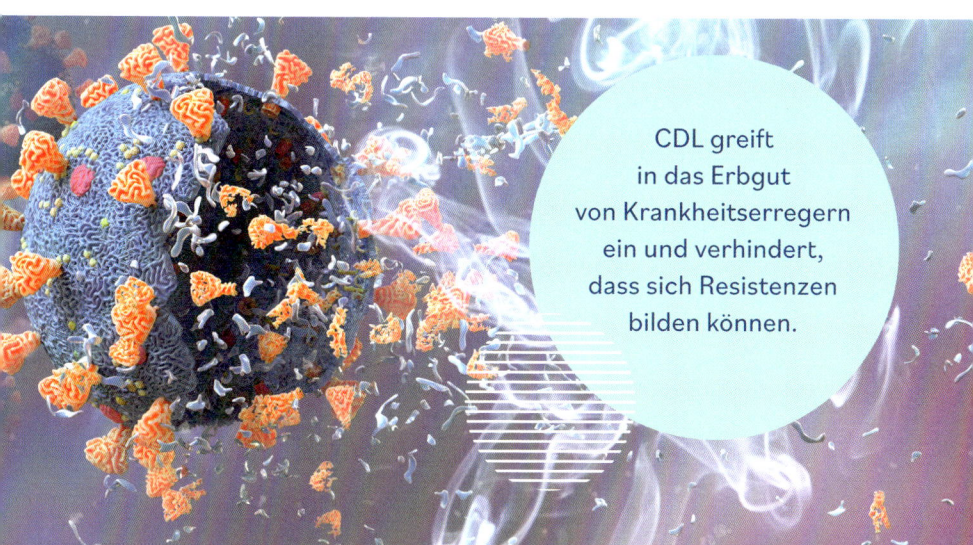

CDL greift in das Erbgut von Krankheitserregern ein und verhindert, dass sich Resistenzen bilden können.

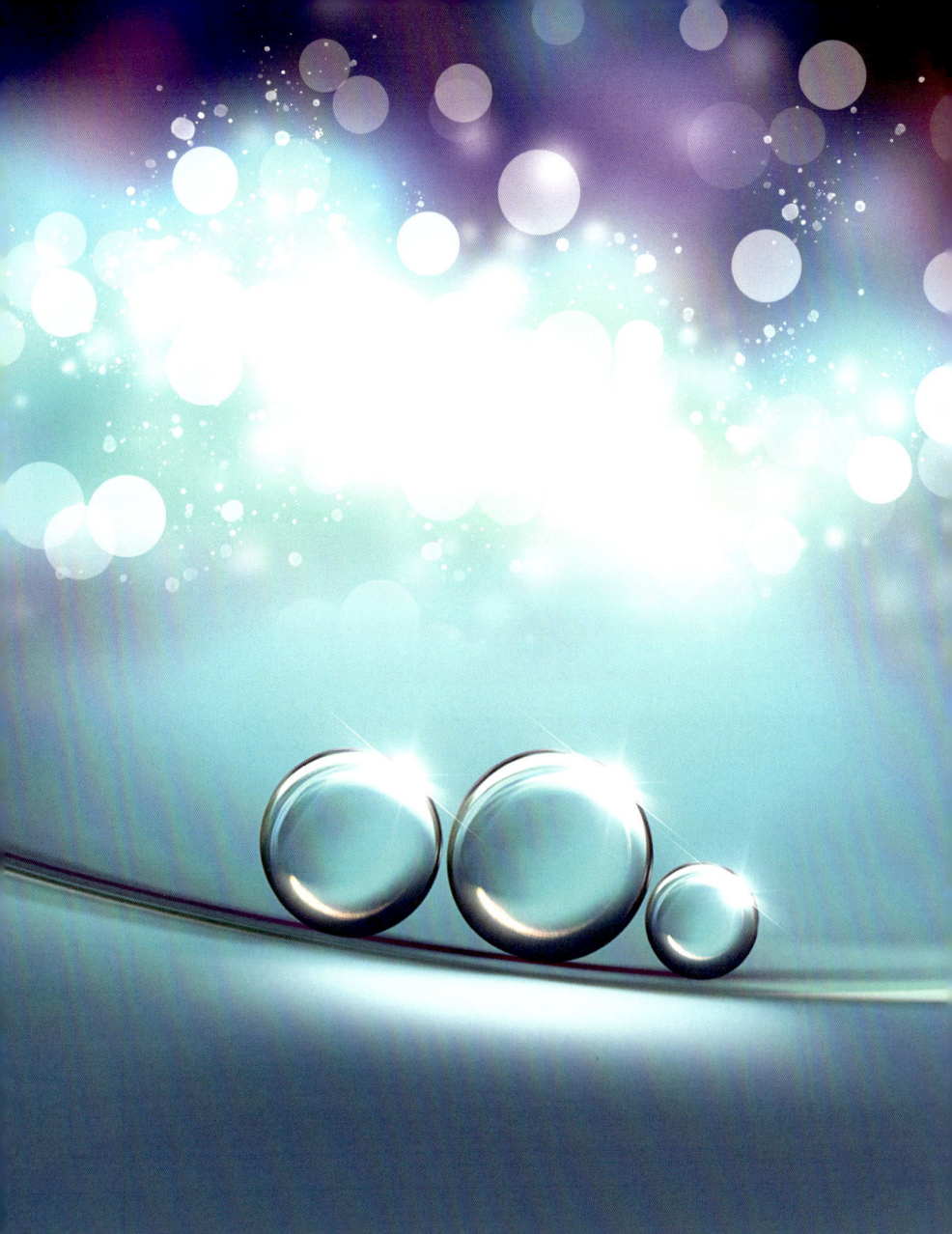

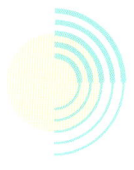

Was ist Oxidation?

Oxidation ist eine chemische Reaktion, an der zwei Komponenten beteiligt sind: Die erste ist eine Substanz, die oxidiert wird. Sie gibt bei der Oxidation ein Elektron ab. Die zweite ist diejenige, die das Elektron aufnimmt. Sie wird als Oxidationsmittel bezeichnet, weil sie einer anderen Substanz Elektronen entreißen kann. CDL ist ein solches Oxidationsmittel, dessen Bestandteile mit einem Redoxpotential von +0,96 Volt intensiv im pathogenen Bereich oxidieren, jedoch nicht im gesunden.

Stoff A gibt Elektronen ab und Stoff B nimmt sie auf.

Viele Stoffwechsel- und Verbrennungsvorgänge im menschlichen Körper beruhen auf Oxidation. Die Umwandlung von Nahrung und die Energiegewinnung in den Mitochondrien sind mit Oxidationsprozessen verbunden und als solche natürlich. Sie können aber auch zerstörerisch sein. Das geschieht, wenn sich freie Radikale – unvollständige aggressive Sauerstoffverbindungen – vervollständigen wollen, indem sie den Zellmolekülen Elektronen entreißen und die Zellen schädigen. Oxidation, die nicht durch Antioxidantien ausgeglichen wird, führt zu Verfall und Alterung. Beispiele für Oxidation in der Umwelt sind oxidiertes Eisen oder eine braune Ba-

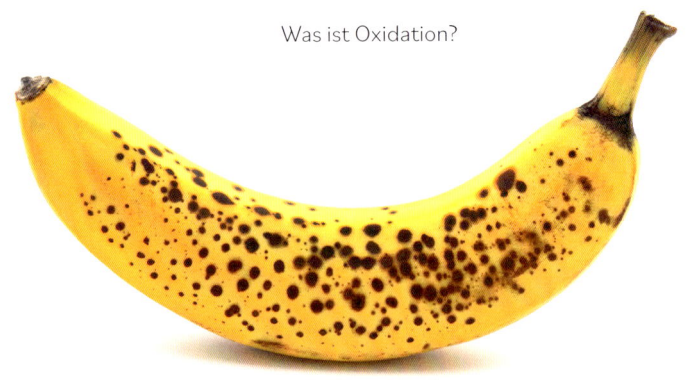

nane. Ähnlich kann man sich den Vorgang im menschlichen Körper vorstellen, der mithilfe von Antioxidantien wie Obst, Gemüse oder antioxidativen Substanzen wie Melatonin oder Glutathion in Schach gehalten wird.

Schwache und starke Oxidationskraft

Es gibt schwache und starke Oxidationsmittel. Starke können große Schäden anrichten, da sie auch nützliche Bakterien und gesunde Zellen angreifen. Chlordioxid ist ein im Verhältnis zu anderen schwaches Oxidationsmittel, das selektiv nur im sauren Milieu bei schädlichen Mikroorganismen eine starke Wirkung entfaltet.

CDL oxidiert Krankheitserreger, indem es ihrer Zellhülle Elektronen entreißt und sie dadurch zerstört.

Zum Vergleich: Wasserstoffperoxid (H_2O_2) und Ozon (O_3) werden ebenfalls als Therapiemittel genutzt. Sie haben jedoch eine deutlich stärkere oxidative Wirkung und sind weniger sicher in der Anwendung.

CDL greift nur krankmachende Mikroorganismen an, keine gesunden Zellen oder nützliche Bakterien.

Der österreichische katholische Priester und engagierte Gesundheitsexperte Josef Stocker führt die selektive Oxidation von CDL folgendermaßen aus:

»Chlordioxid (CDS, MMS) kann nur Krankheitserreger angreifen, die weniger als +0,96 Volt Oxidationspotenzial haben, es greift also keine gesunden biologischen Strukturen an, die ein höheres Potenzial als +0,96 Volt haben. Chlordioxid kann also gezielt Krankheitserreger, Pathogene wie Bakterien, Viren, Parasiten, Pilze und Protozoen abtöten und ausräumen – nicht aber gesunde Zellen [...]. Die effektivste Substanz, um Viren, Bakterien, Parasiten und alle anderen Krankheitserreger abzutöten, ist Chlordioxid. Kein Gas, keine industrielle Säure, kein Pestizid oder anderer chemischer Stoff tötet so effektiv pathogene Organismen wie Chlordioxid.«[3]

Und weiter:

»Gesunde Körperfunktionen, Körperzellen und auch gesunde Körperbakterien haben ein elektrisches Potenzial, das ungefähr zwischen +1,2 und +2,0 Volt liegt, also höher als 0,96 Volt. Sauerstoff hat zum Beispiel ein Oxidationspotenzial von +1,3 Volt. Sauerstoff ist dadurch in der Lage, auch gesunde biologische Strukturen anzugreifen und zu oxidieren, wogegen sich der Körper mit Antioxidantien schützen muss.«[4]

Oxidation als gesunde Abwehrstrategie des Körpers

Unser Immunsystem nützt die Oxidation als effektive Verteidigungsstrategie. Das geschieht bei der Phagozytose, bei der sich die Zellen selbst reinigen. Dabei nehmen »Fresszellen« (Phagozyten) Stoffwechselabfälle und schädliche Substanzen auf und »verdauen« sie. Teile werden recycelt und wieder für den Körperaufbau verwendet, andere entsorgt. Dieser zelleigene Säuberungsvorgang wird Autophagie genannt. Solange die Autophagie gut funktioniert, sind die Zellen leistungsfähig und der Mensch ist gesund. Das Prinzip der Autophagie beruht auf Selektion: nur Schädliches, Abgestorbenes darf entsorgt werden, gesunde Zellteile müssen erhalten bleiben. Bei Autoimmunprozessen wendet sich das Immunsystem jedoch

Autophagie

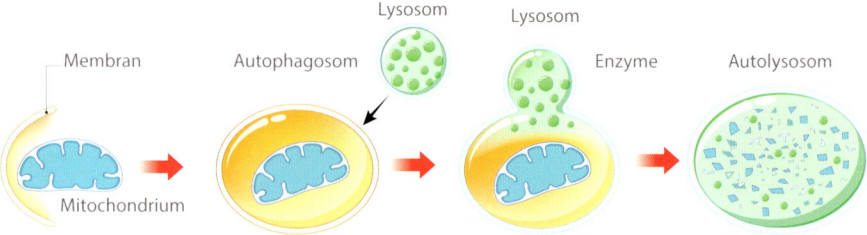

Membran · Autophagosom · Lysosom · Lysosom · Enzyme · Autolysosom · Mitochondrium

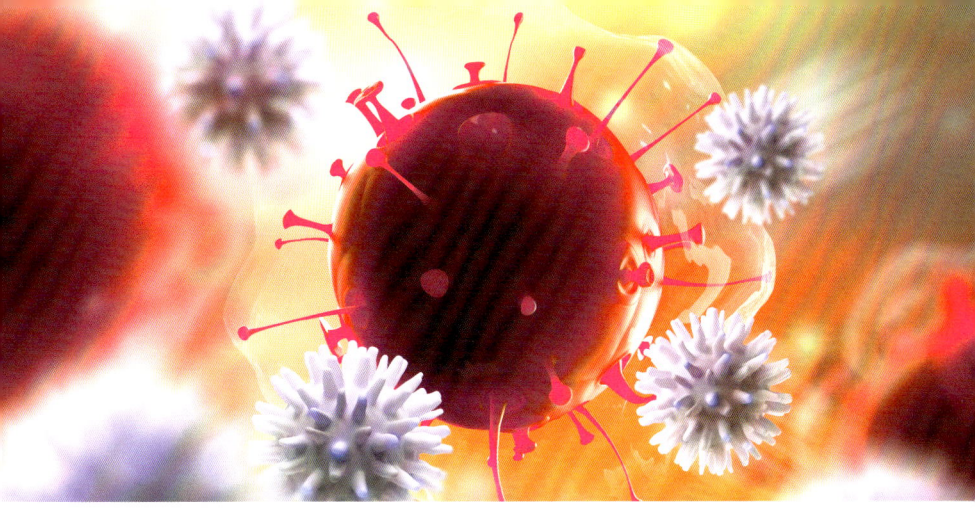

auch gegen gesunde Körperstrukturen. CDL arbeitet ebenfalls nach dem selektiven Prinzip: Gesundes bleibt erhalten, Schädliches wird entsorgt.

Das Immunsystem stellt selbst Oxidationsmittel wie Wasserstoffperoxid oder hypochlorige Säure her, eine milde Säure, die von den weißen Blutkörperchen (Leukozyten) produziert wird. Mit ihrer Hilfe reagiert das Immunsystem auf beginnende Infektionen und Entzündungen, indem es die Pathogene oxidiert.

Oxidantien – viel besser als ihr Ruf

Oxidationsprozesse wie sie zum Teil auf ganz natürliche Weise im Verlauf von Stoffwechselprozessen im Körper entstehen, aber auch durch Stress, Krankheit und Umwelt, gelten als Hauptauslöser für Alterung und Krankheit. Freie Radikale – Moleküle, denen ein Elektron fehlt, das sie anderen Molekülen entreißen, um sich zu vervollständigen – schädigen die Zellen und zerstören sie. Dieser als oxidativer Stress bekannte Vorgang kann je nach Intensität dramatische Folgen haben. Antioxidantien, die diese freien Radikale unschädlich machen, haben deshalb Hochkonjunktur.

Allerdings ist die Welt nicht ganz so einfach, und Schwarz und Weiß sind nicht so eindeutig getrennt. Das zeigt sich auch im chinesischen Symbol von Yin und Yang, bei dem ein weißer Punkt im schwarzen Feld ist und ein schwarzer im weißen. So ist es auch mit den Oxidantien, die, richtig angewendet, ausgesprochen nützlich und wertvoll sein können. Wie weiter oben beschrieben, nutzt das auch das Immunsystem. Traditionell werden Oxidantien jedoch als schädlich und Antioxidantien als gesundheitsfördernd betrachtet.

Oxidantien sind wichtig für die Zellen

Neue Forschungsergebnisse zeigen, dass Oxidantien in Zellen eine wichtige Rolle für deren Wachstum und Differenzierung spielen. Forschungsprojekte wie das der Arbeitsgruppe von Prof. Dr. Katja Becker widmen sich seit einer Reihe von Jahren der Bedeutung von Oxidantien im menschlichen Körper. Die Medizinerin hat eine Professur für Biochemie und Molekularbiologie im Fachbereich Agrarwissenschaften, Ökotrophologie und Umweltmanagement an der Justus-Liebig-Universität Gießen. Das Thema Oxidation ist ihr nicht neu. Seit mehr als 20 Jahren erforscht sie die Vorgänge, die dabei in den Zellen ablaufen. Die Deutsche Forschungsgemeinschaft fördert diese Arbeit, bei der es um die Bekämpfung von Infektionskrankheiten, Autoimmunerkrankungen und Krebs geht.[5] Chlordioxid ist ein solches Oxidans – ein Mittel, das, im richtigen Maß angewendet, dem Körper hilft, anstatt ihm zu schaden.

Oxidative Therapien

Oxidative Therapien nutzen die Kraft der Oxidation. Bekannte Formen dieser Behandlungsmethode sind die Ozontherapie und die Therapie mit Wasserstoffperoxid. Ozon und Wasserstoffperoxid haben jedoch eine deutlich stärkere oxidative Wirkung als Chlordioxid und sind deshalb auch riskanter in der Anwendung. Aufgrund seiner schwachen und damit selektiv arbeitenden Oxidationskraft ist CDL ein sehr sicheres Mittel, wenn Dosierung und Einnahme korrekt durchgeführt werden.

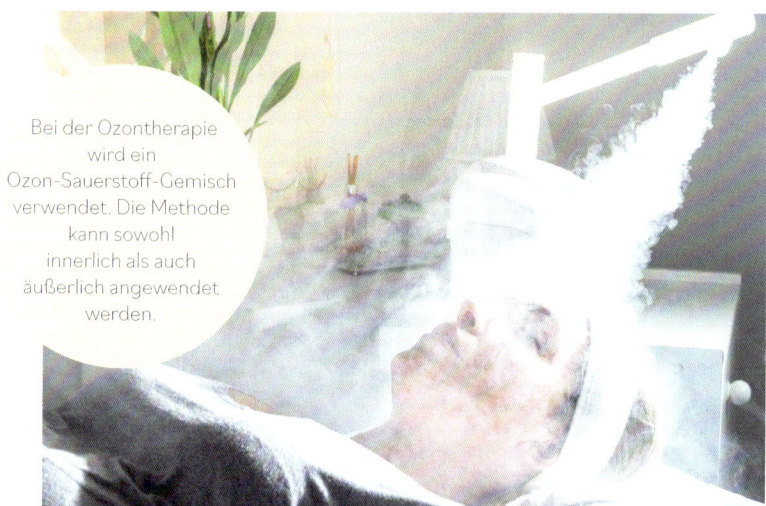

Bei der Ozontherapie wird ein Ozon-Sauerstoff-Gemisch verwendet. Die Methode kann sowohl innerlich als auch äußerlich angewendet werden.

CDL zählt zu den oxidierenden Bioziden

Oxidierende Biozide sind Chemikalien, die Schädlinge bekämpfen. Dazu zählen Desinfektionsmittel, Holzschutzmittel und Schutzmittel für Mauerwerk. Auch in manchen Pflanzenschutzmitteln sind sie enthalten. Der Begriff »Biozid« setzt sich zusammen aus dem altgriechischen *bios* (auf Deutsch »Leben«) und dem Suffix *-zid,* das »töten«, »vernichten« bedeutet. Chlordioxid gehört zu den oxidierenden Bioziden und wird seit Langem zum Beispiel im Frisch- und Brauchwasser eingesetzt. Die Wirkung tritt schnell ein und tötet Algen, Pilze und Bakterien ebenso wie schleimbildende Mikroorganismen, sodass sich kein Biofilm bilden kann.

Die Unterschiede in der Kategorie der Biozide sind groß. Chlor wirkt beispielsweise vollständig anders als Chlordioxid und erzeugt unerwünschte Nebenprodukte bei der Freisetzung.

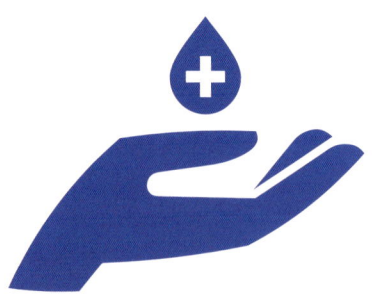

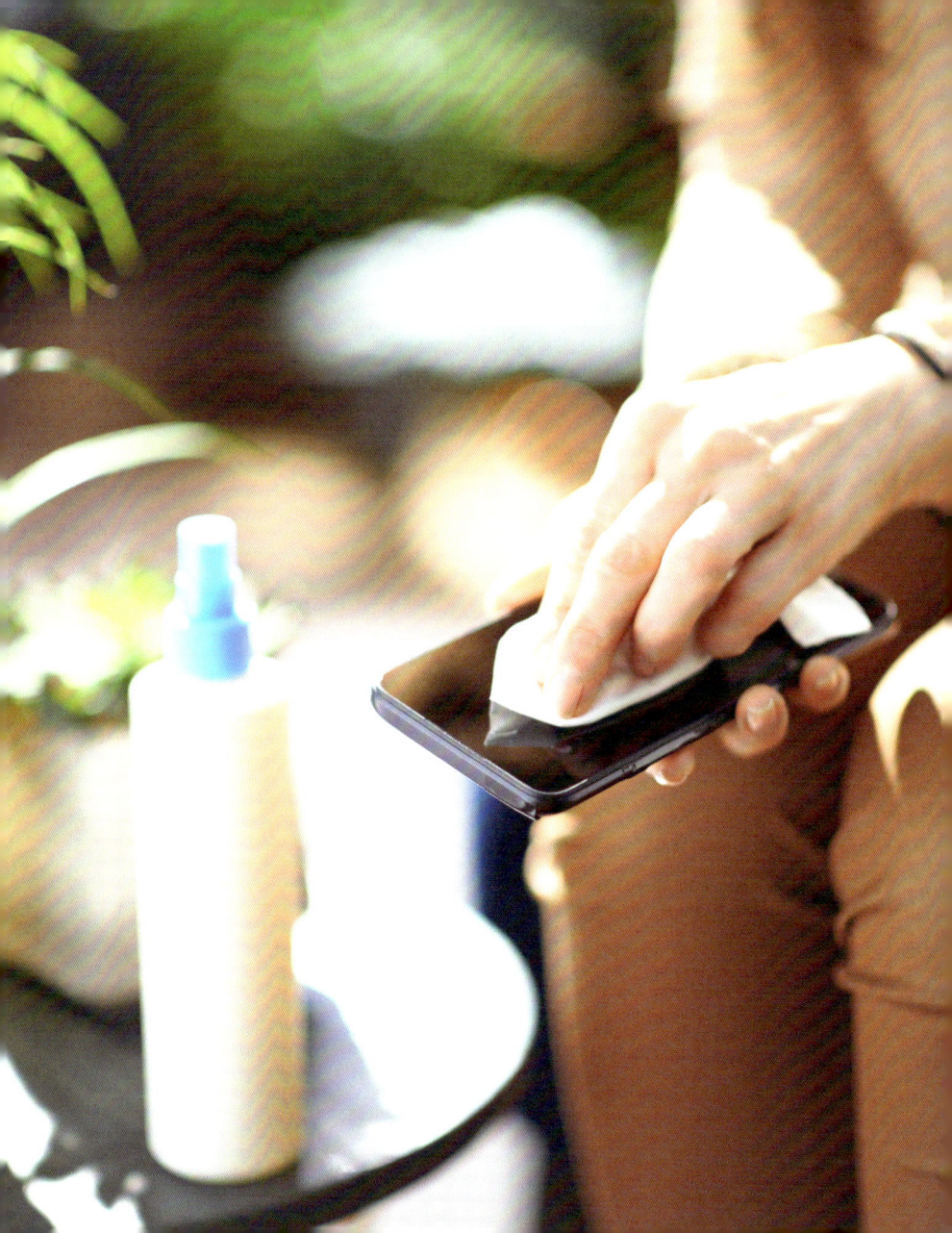

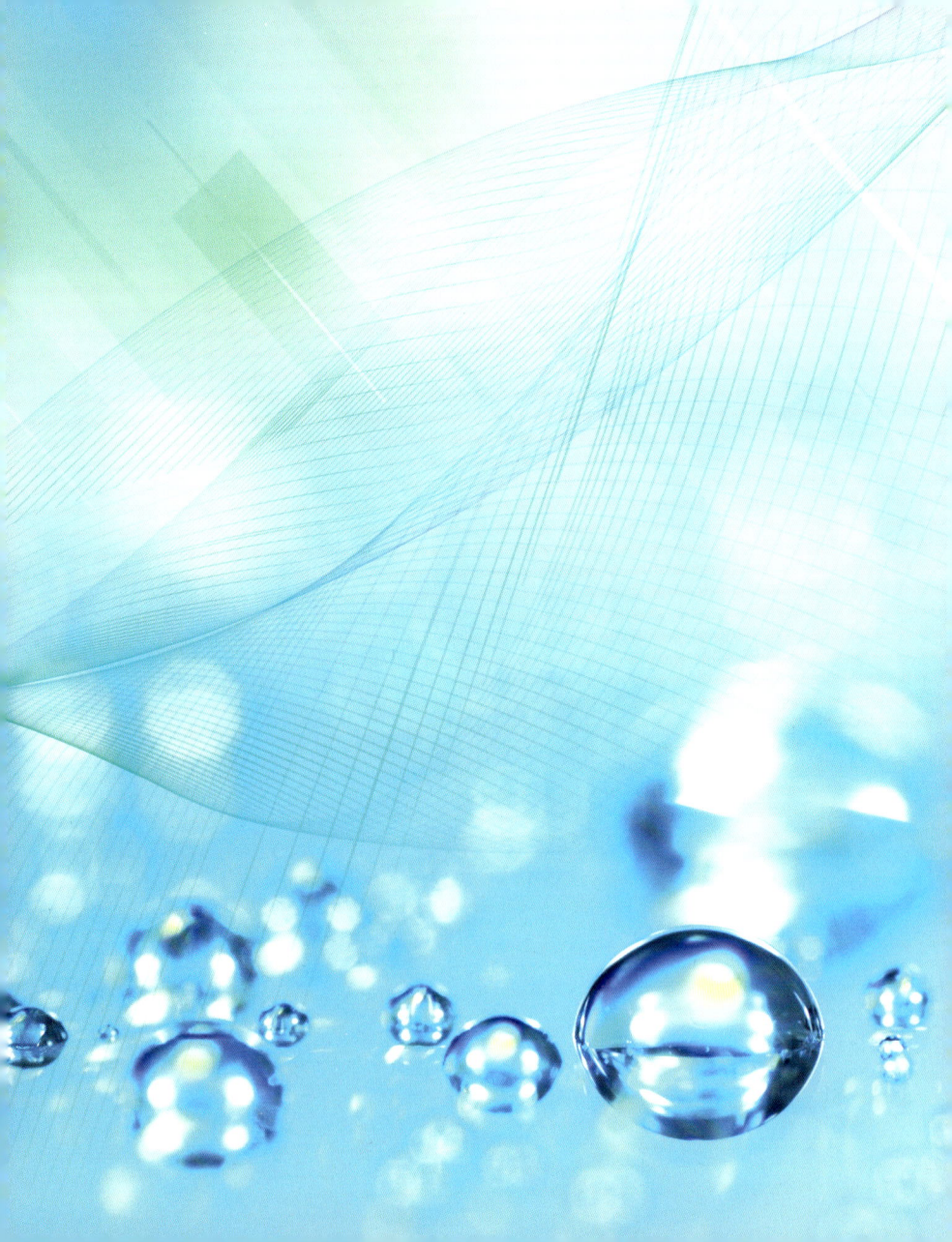

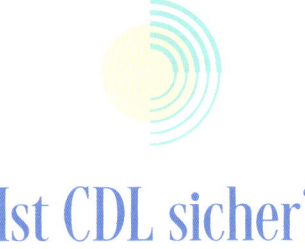

Ist CDL sicher?

Muss ein Desinfektionsmittel zwingend giftig sein? Die Welt ist nicht so simpel. Giftigkeit ist eine Frage der Menge. Zu viel oder zu wenig – beides ist von Übel. In seinem 1574 erschienenen Werk *Labyrintus und Irrgang der vermeinten Artzet: Item, Siben defensiones, oder Schirmreden* schrieb der große Arzt und Alchemist Paracelsus den berühmten Satz: »Alle Dinge sind Gift, und nichts ist ohne Gift; allein die Dosis macht's, dass ein Ding kein Gift sei.«

Paracelsus machte Experimente zur Beziehung zwischen Dosis und Wirkung. Erklären konnte er es nicht, aber er fand heraus, dass tödliche Substanzen in geringen Dosen genau das Gegenteil bewirken – sie fördern die Gesundheit, statt sie zu zerstören. Mehr als 400 Jahre später wurde das Prinzip der Dosis von dem junge Pharmakologen Hugo Schulz wiederentdeckt. Auf der Suche nach einem wirksameren Desinfektionsmittel prüfte er die Wirkung bekannter Desinfektionsmittel auf Hefezellen und stellte zu seiner Überra-

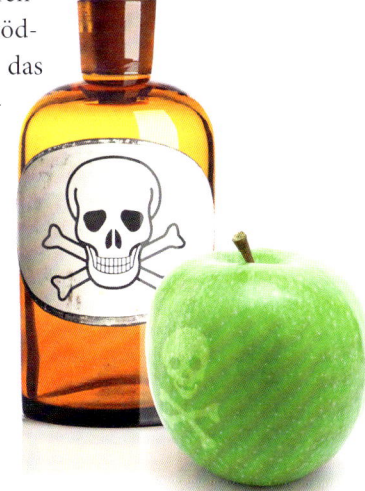

schung fest: In geringen Dosen regen sie den Zellstoffwechsel und das Zellwachstum an. Dieser Umkehreffekt wird heute als U-Kurve dargestellt und ist ein wichtiges Prinzip der Pharmakologie. Es wird als Hormesis bezeichnet. Beispiele für die hormetische Wirkung sind medizinische Substanzen wie Digitalis oder Opium. Der Name kommt aus dem Griechischen und bedeutet »Anregung«, »Anstoß«.[6] Die Dosis bewirkt also, in welche Richtung der Anstoß gegeben wird.

LD_{50} – Bestimmung der tödlichen Dosis

Für jeden Stoff suchen Wissenschaftler im Tierversuch zuerst die Dosis, bei der 50 Prozent der Testtiere sterben. Sie wird als LD_{50} (letale Dosis) bezeichnet, in Gramm oder Milligramm angegeben und auf 1 Kilogramm Körpergewicht bezogen. Angegeben wird außerdem die Tierart und ob die Dosis eingenommen oder injiziert wurde.

Bei einem Test mit Ratten starben 50 Prozent der Versuchstiere erst bei 292 Milligramm pro Kilogramm Körpergewicht. Die deutsche Gefahrstoffdatenbank (GESTIS) gibt die LD_{50} daher mit 292 Milligramm pro Kilogramm Körpergewicht an. Übertragen auf den Menschen bedeutet dies, dass eine 50 Kilogramm schwere Person 14 600 Milligramm einnehmen

Aufgrund ihrer genetischen Ähnlichkeit mit dem Menschen werden Ratten seit ungefähr 200 Jahren zu Forschungszwecken eingesetzt, unter anderem für Toxizitätsstudien.

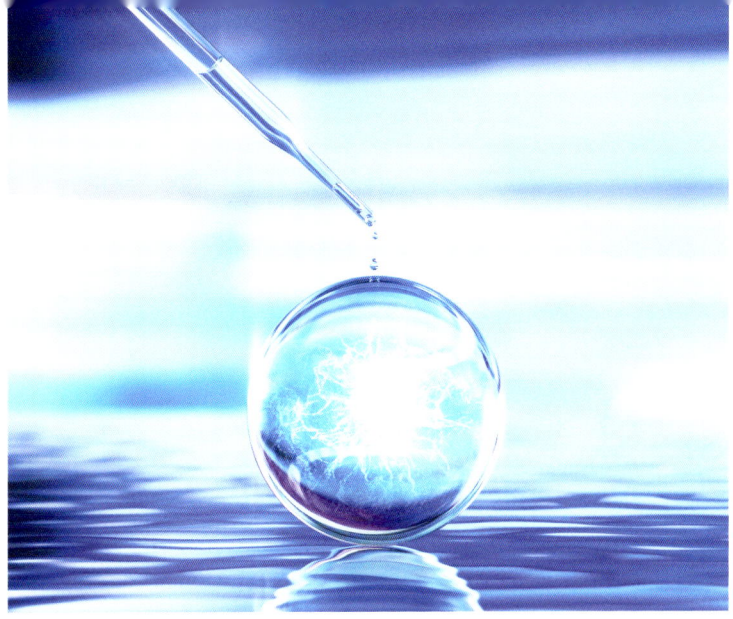

müsste, um eine vergleichbare Dosis zu erhalten. Bei einer 80 Kilogramm schweren Person sind es dann schon 23 360 Milligramm und bei 100 Kilogramm Körpergewicht mehr als 29 000 Milligramm. Um diese Konzentration in einer Chlordioxidlösung zu erreichen, müssten die Personen mindestens 5 Liter beziehungsweise entsprechend mehr trinken. Eine solche Menge an Chlordioxid würde bei einem Menschen zu starkem Erbrechen führen. Selbst wenn man davon ausgeht, dass die LD_{50} für Ratten nicht zwingend die gleiche wie für den Menschen sein muss, bleibt, dass die für den Menschen angegebenen Einnahmedosierungen sehr weit unter dieser Menge liegen. Werden die Dosierungsempfehlungen eingehalten, die mittlerweile weltweit viele Tausend Menschen eingenommen haben, ist Chlordioxid ein sehr sicheres Mittel.

Studie zur Einnahmesicherheit von CDL beim Menschen

Eine kontrollierte Doppelblindstudie von 1982 untersuchte die Sicherheit von Chlorwasserdesinfektionsmitteln beim Menschen. Die klinische Bewertung wurde in den drei Phasen durchgeführt, die bei Arzneimittelstudien üblich sind. Dabei wurden Mengen bis 25 Milliliter an 20 000 Menschen getestet, die keine unerwünschten oder schädlichen Folgen nach sich zogen. In einigen Fällen zeigten sich Trends bei bestimmten biochemischen oder physiologischen Parametern, die mit der Behandlung in Verbindung gebracht wurden. Keiner dieser Trends wurde jedoch als physiologisch bedeutsam eingestuft. Gemäß den Forschern wurde so die »relative Unbedenklichkeit der oralen Einnahme von Chlordioxid und seinen Metaboliten, Chlorit und Chlorat, nachgewiesen«. Die Einschränkung »relativ« erfolgte lediglich aufgrund von Parametern, die nicht als bedeutsam eingestuft wurden.[7]

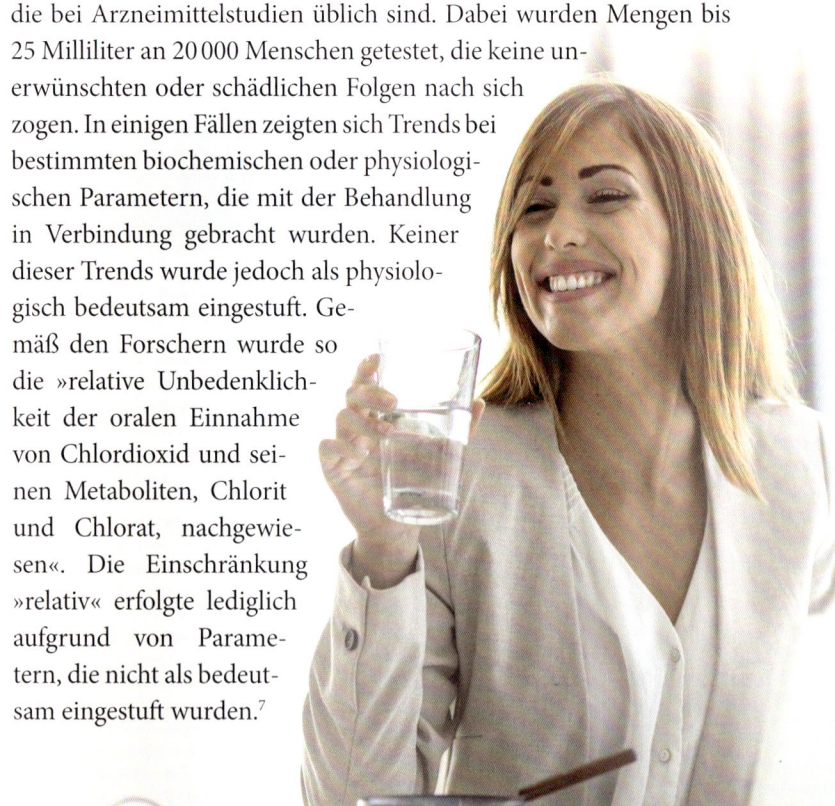

CDL: Bericht von einem Selbstversuch

Rainer Taufertshöfer, Heilpraktiker, Forscher und Medizinjournalist, beschreibt seinen lesenswerten Selbstversuch mit CDL folgendermaßen, wobei er die englische Bezeichnung CDS verwendet:

»Ich habe bei meinem Selbstversuch über 5 Monate täglich 50–100 ml CDS (3000 ppm) auf 1000 ml bis 2000 ml Wasser, über den Tag verteilt, getrunken, SEHR, SEHR gut vertragen! Zum Vergleich: Ein Milliliter CDS entspricht in etwa einem Chlordioxidgehalt von 1–3 Tropfen aktiviertem MMS. Demzufolge entsprächen 100 ml CDS/CDL einem Chlordioxidgehalt von 100–300 Tropfen aktiviertem MMS. Selbst 10 ml steriles CDS in 500 ml Infusionslösung, habe ich mir offensichtlich mehrfach nebenwirkungsfrei infundiert – ich bin immer noch am Leben und erfreue mich bester Gesundheit und heilte mich hierdurch von einer akut lebensbedrohlichen Infektion. Die Befundung habe ich ärztlich begleiten lassen. Gleiches und Ähnliches sah ich persönlich bei zahlreichen anderen Menschen geschehen. Doch muss ich auch an dieser Stelle aus gesetzlichen Gründen darauf hinweisen, dass dies nicht zur Nachahmung empfohlen wird, kein Heilversprechen darstellt und CDS (in Form eines frei verkäuflichen Wasserdesinfektionsmittels) als Arzneimittel nicht zugelassen ist und auch nicht als solches empfohlen, abgegeben oder eingenommen werden darf – auch wenn ich es gern anders täte.«[8]

Auf der Internetseite *https://mmstestimonials.co* finden Sie Zeugenberichte in englischer Sprache zur Anwendung von MMS bei verschiedenen Erkrankungen. CDL ist die bekömmlichere Weiterentwicklung des ursprünglichen MMS und hat somit die gleichen Wirkungen.

Wie wird CDL im Körper abgebaut?

Das Chlordioxidmolekül (ClO_2) zerfällt während der Oxidation und wird zu Wasser (H_2O), Sauerstoff (O_2) und Kochsalz ($NaCl$) – also drei natürliche Bestandteile, die ohnehin in unserem Körper vorkommen.

In Ungarn war CDL
zur medizinischen Verwendung zugelassen

In Ungarn war CDL lange Zeit als Medikament zugelassen und wurde als Solumium® verkauft. Für die Produkte Solumium® Dental (SD-H30) und Solumium® Oral (SO-H250) wurden die folgenden Anwendungsgebiete angegeben: Zahnschmerzen, Zahnfleischentzündung, Wurzelbehandlungen, Parodontologie (Zahnbett-Krankheiten), Aphthen, Herpes, Hautabschürfungen und Kratzer, offene Wunden, Hautentzündungen, Pilzinfektionen der Haut, Halsentzündung, Mandelentzündung, verstopfte Nase, Juckreiz, Gerstenkörner und MRSA. Auf dem Beipackzettel wurde erklärt, dass Chlordioxid sämtliche krankheitserregenden Mikroben abtötet, so auch Bakterien, Pilze und Viren. Daneben, so der Hersteller, hat es keine schädlichen Wirkungen auf den menschlichen Organismus. Chlordioxid kann außerdem einige Zehntelmillimeter tief in die

Haut und Schleimhaut eindringen und desinfiziert so nicht nur die Oberfläche.

Dieser Text ist inzwischen auf der Internetseite *www.solumium.com* nicht mehr zu finden, denn die rechtliche Situation zu Solumium® hat sich geändert. Dr. Zoltán Noszticzius, der leitende Direktor der Solumium Kft., gab bekannt, dass das Nationale Institut für Pharmazie und Ernährung (OGYÉI) den Produkten Solumium® Dental und Solumium® Oral die Zulassung entzogen und deren Rücknahme vom Markt angeordnet hat. Das OGYÉI ist die ungarische Zulassungs- und Verwaltungsbehörde für pharmazeutische Produkte. Die beiden Produkte erhielten eine andere Verschreibungsklassifizierung. Unter den neuen Namen Solumium® Coral und Solumium® Pental wird die hochreine Chlordioxidlösung seit Februar 2022 als Mundspülungskonzentrat hergestellt und vermarktet. Der Hersteller erklärt dazu: »Leider hat sich die Bandbreite der Anwendungen, die in der Produktbeschreibung genannt werden können, dadurch verringert. Daher wurde den Produkten ein neuer Name gegeben.« Und weiter: »Solumium ist die einzige Mundspülung der Welt, die Chlordioxid in hochreiner Form enthält. Chlordioxid neutralisiert die flüchtigen Schwefelverbindungen (VSC), die Mundgeruch verursachen, und tötet die Bakterien, die sie produzieren.«

2015 gewann Solumium® den Gran-Preis, eine besondere Auszeichnung der Schwedischen Handelskammer.

Bakterien sind wichtig für den Wundheilungsprozess. Zum Problem werden sie erst, wenn sie Infektionen verursachen.

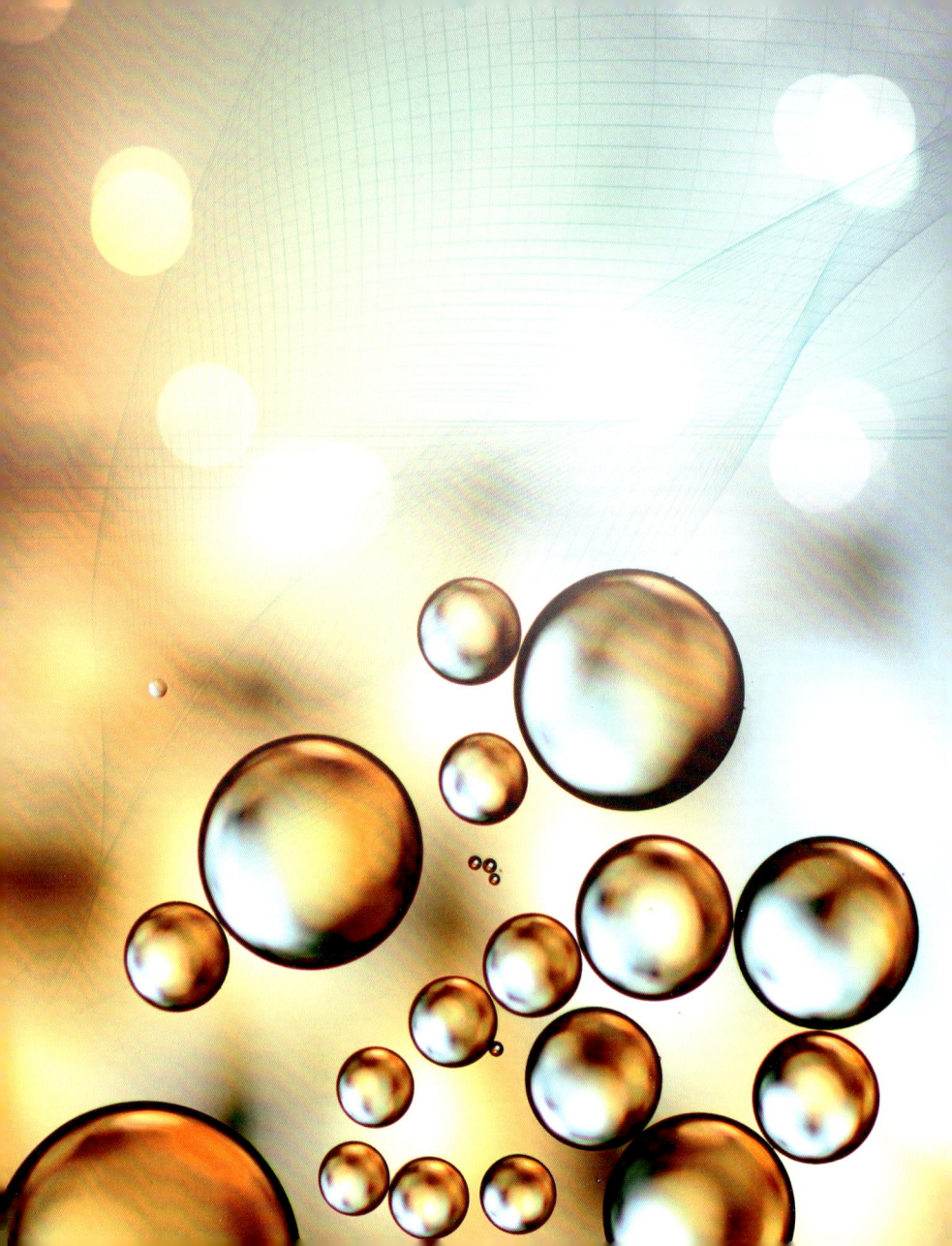

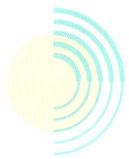

Heilmittel CDL – hocheffektiv und universell wirksam

Ein Allheilmittel, das immer und in jedem Fall wirkt, am besten zu 100 Prozent, gibt es nicht, aber CDL kommt dem schon sehr nahe. Chlordioxid zerstört Viren, Bakterien, Algen, Pilze und Parasiten mit einer verblüffenden Effektivität. Die Wirkung erstreckt sich auch auf die weltweit verbreiteten Legionellen und auf Sporen. Legionellen sind Bakterien, die unterschiedliche Krankheiten verursachen von grippeartigen Beschwerden bis zur schweren Lungenentzündung. Sie kommen beispielsweise in Oberflächengewässern und im Grundwasser vor. Bei Sporen handelt es sich um robuste Lebensformen, in denen Bakterien auch unter ungünstigen Bedingungen wie Hitze, Kälte oder Austrocknung überleben können, während Pilzsporen die natürliche Fortpflanzungsform von Pilzen sind. Auch diese schwierig auszurottenden Krankheitserreger werden von CDL erfolgreich zerstört.

> CDL ist kein Allheilmittel, aber es kommt dem schon sehr nahe.

Die Wirkungen von CDL im Überblick

CDL ...

… zerstört alle Arten von Krankheitserregern durch Oxidation;

… ist nicht auf bestimmte Pathogene spezialisiert und
wirkt daher universell;

… tötet auch mutierte Keime ab, die resistent gegen Antibiotika
sind wie der Krankenhauskeim MRSA;

… verringert Algenbelastung oder Biofilme und
kann sie auch ganz auflösen;

… oxidiert Schwermetalle und Umweltgifte und leitet sie aus;

… versorgt die Zellen mit zusätzlichem Sauerstoff;

… aktiviert die Mitochondrien;

… steigert die Energie und Leistungsfähigkeit;

… kann den programmierten Tod von Krebszellen (Apoptose)
durch Mitochondrienaktivierung und Sauerstoffzufuhr auslösen;

… reduziert die Übersäuerung des Körpers durch
zusätzlichen Sauerstoff;

… reinigt das Blut;

… beseitigt Gerüche aller Art;

… hat eine pH-selektive Wirkung und oxidiert nur dort, wo der
pH-Wert im Körper sauer ist, wie bei schädlichen Erregern und
denaturierten Zellen beziehungsweise Krebszellen.

Erkrankungen, bei denen CDL erfolgreich eingesetzt wurde

Zu CDL gibt es nur wenige Studien, und die meisten wurden schon in den 1980er-Jahren durchgeführt. Ärzte und Heilpraktiker dürfen CDL nicht verschreiben, da es nicht als Medikament anerkannt ist. Erst in jüngerer Zeit, seit SARS-CoV-2, hat sich die Studienlage verbessert. Bestätigungen für die großen Erfolge, die mit CDL möglich sind, kommen hauptsächlich von den Hunderttausenden von Anwendern weltweit, von denen auch viele Erfahrungsberichte zur Verfügung gestellt haben. In seinem Buch *Gesundheit verboten – Unheilbar war gestern* hat der CDL-Experte Andreas Kalcker eine große Zahl solcher Berichte in Verbindung mit einer umfassenden Liste an Krankheiten und Symptomen veröffentlicht.

All diese Menschen haben **CDL in Eigenverantwortung eingenommen** und berichten von seiner heilenden Wirkung. Die folgende Aufstellung ist ein Ausschnitt der Einsatzmöglichkeiten, denn die Liste der Fälle, bei denen CDL helfen kann, ist lang.

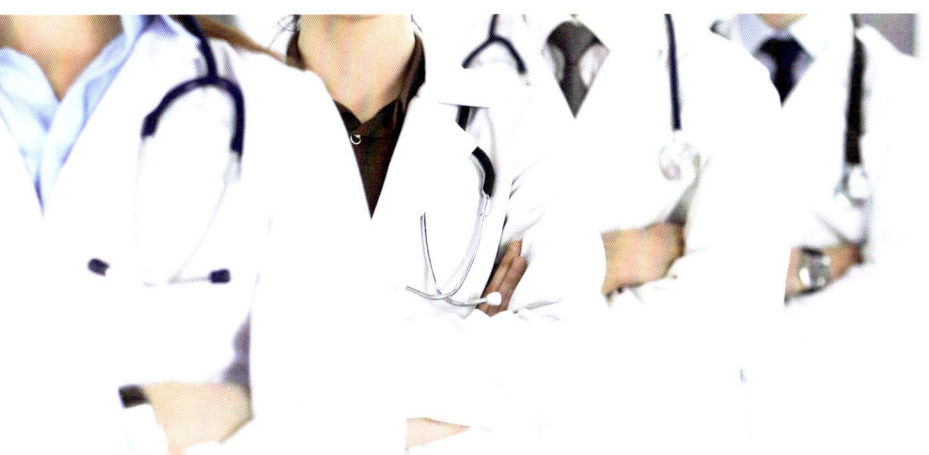

CDL hat sich als wirksam erwiesen bei:

A	C
Abszessen	Candidainfektionen
Akne	Chlamydien
Allergien	chronisch obstruktiver
amyotropher Lateralsklerose	Lungenerkrankung (COPD)
(ALS)	chronischer Polyarthritis
Anorexia nervosa	Colitis ulcerosa
Aphthen	Covid-19/SARS-CoV-2
Arteriosklerose	**D**
Arthritis	Darmkrebs
Arthrose	Denguefieber
Asperger-Syndrom	Diabetes Typ 1 und 2
Asthma	Dickdarmerkrankungen
Autismus	Divertikulitis
Autoimmunerkrankungen	Durchfall
B	**E**
Babesiose (Übertragung	Ebola
durch Zeckenbiss)	echter Grippe,
bakterieller Vaginose	Virusgrippe (Influenza)
Biofilmen	Eierstockkrebs
Blasenentzündung (Zystitis)	(Ovarialkarzinom)
Blasenkrebs	einigen Herz-Kreislauf-
Bleivergiftung	Erkrankungen
Bronchitis	Ekzemen

Endokarditis (Entzündung der Herzinnenhaut)	Geschwüren
	Gicht
Endometriose	Gonorrhö (Tripper)
Epstein-Barr-Virus	
Erbrechen	Haarausfall
Erkältungen, Fieber	Hämorrhoiden
Essstörungen	Harnwegsinfekt
Escherichia coli (E. coli)	Hautausschlag/ Hauterkrankungen
	Hautpilz
Fatigue	
Flöhen	Herpes genitalis
Fluorvergiftung	Herpes simplex
Frozen Shoulder	Herpes zoster
Fußpilz	Heuschnupfen
	Hirntumor
Gallenblasenentzündung	HIV/Aids
Gangrän (Gewebsnekrose durch Blutunterversorgung)	Hodenkrebs
	humanen Papillomaviren
Gastritis	Hyperthyreose (Schilddrüsenüberfunktion)
Gebärmutterschleimhaut- entzündung	
Gehirnnebel	Infektionen aller Art
Gehörgangsentzündung	Influenza (echte Grippe)
Gerüchen (Mundgeruch)	Insektenstichen

J	Mundgeruch (Halitosis)
Juckreiz	Myopathien
K	(Muskelerkrankungen)
Karies	**N**
Kinderlähmung (Polio)	Nagelpilz
Körpergeruch	Nasennebenhöhlen-
Krätze (Milben)	entzündung (Sinusitis)
L	Nephropathie
Leukämie	neurodegenerativen
Lungenentzündung	Erkrankungen
(Pneumonie)	Neurodermitis
Lungenkrebs	Nierenentzündung
Lyme-Borreliose	Nierensteinen
M	**O**
Magen-Darm-Infekt	Otitis (Ohrentzündung)
Magengeschwüren	Ovarialzyste
Magenkrebs	**P**
Magenübersäuerung	Parasitenbefall
Mandelentzündung	Parodontitis
Meningitis	Pfeiffer-Drüsenfieber
Mittelohrentzündung	Pilzerkrankungen innerlich
MRSA	und äußerlich (Mykosen)
Mukoviszidose	Pocken
Multipler Sklerose (MS)	Prostatakrebs

Prostatavergrößerung	Typhus
Psoriasis (Schuppenflechte)	
R	Vasculitis (Gefäßentzündung)
Rachen- und Halsentzündung	Verbrennungen
Reizdarmsyndrom	Verdauungsstörungen
rheumatischem Fieber	Vergiftungen
rheumatoider Arthritis	(auch Lebensmittelvergiftung)
Rinderwahn (bovine	Vogelgrippe (H5N1)
spongiforme Enzephalopathie)	
Rosazea	Warzen
	Windelausschlag
Schleimbeutelentzündungen	Wunden
Schuppenflechte	Würmern
Schweinegrippe	**Z**
Schwermetallvergiftungen	Zahnabszessen
Sjögren-Syndrom	Zahnfleischbluten
(Autoimmunerkrankung)	Zahnfleischentzündung
Staphylokokkeninfektion	Zahn- und
starkem Schwitzen	Kieferentzündungen
Syphilis	Zeckenbiss
T	Zöliakie
Tetanus	Zysten
Thrombose	und vielem mehr
Tuberkulose	

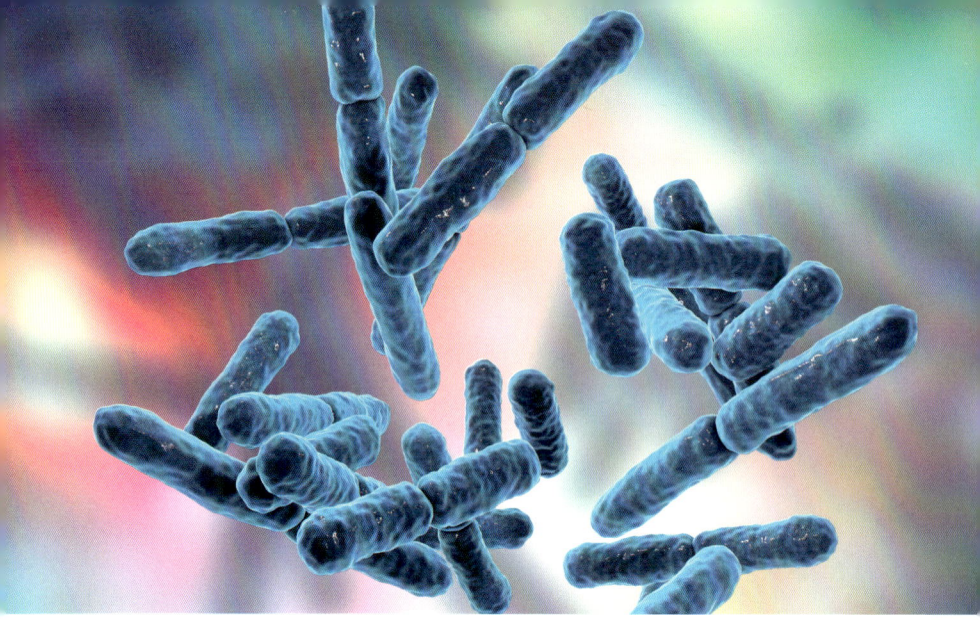

Warum wirkt CDL bei so vielen unterschiedlichen Krankheiten?

In diesem Buch können nur einige der genannten Anwendungen genauer beschrieben werden, und die Liste ist bei Weitem nicht vollständig. Wer jedoch verstanden hat, auf welche Weise CDL wirkt, kann nachvollziehen, weshalb es Menschen weltweit erfolgreich einsetzen konnten. Dieses Wissen lässt sich auf weitere, hier nicht genannte Krankheiten übertragen, wenn man versteht, wie eine Erkrankung zustande kommt beziehungsweise was ihre Ursache ist (zum Beispiel ein Bakterium). Ärzte und Heilpraktiker dürfen Sie aufgrund der rechtlichen Situation nicht beraten, sie können Ihnen jedoch erklären, womit eine Erkrankung zusammenhängt.

Die ausschlaggebende Wirkung erfolgt durch selektive Oxidation. Selektiv bedeutet, dass sich die oxidierende (zerstörende) Wirkung nur gegen Krankheitserreger richtet, die allesamt zum sauren Bereich zählen. Darunter fallen bakterielle Infektionen, Virusinfektionen, Pilzbefall, zum Beispiel durch Candida, und Parasiten wie Flöhe, Zecken oder Würmer. CDL zerstört die von Schimmelpilzen produzierten Mykotoxine, die große Schäden im Körper anrichten können.

Nicht nur schädliche Mikroorganismen werden oxidiert, sondern auch Aluminium, Schwermetalle und weitere Giftstoffe wie Glyphosat. Diese Gifte sind für eine Vielzahl zum Teil ernsthafter Schäden im Körper verantwortlich. Mit dieser Wirkungsbreite erreicht CDL den größten Teil gesundheitlicher Themen.

> CDL ist ein Elektronenräuber, der Viren, Bakterien, Pilzen, Schwermetallen und Giftstoffen durch einen Oxidationsprozess Elektronen entreißt, wodurch sie zerfallen. Dieser Vorgang wirkt selektiv, das heißt, gesunde Zellen werden nicht angegriffen.

CDL zerstört Viren, Bakterien, Pilze und Parasiten durch Oxidation

Sie konnten es schon im Kapitel »Hocheffektiv: CDL wirkt durch Oxidation« (S. 26) erfahren: CDL ist ein Mittel, das keine chemischen Stoffe wie Antibiotika einsetzt, keine potenziell schädlichen

Stoffe wie Chlor freisetzt und sich in keiner Weise an gesunden Zellen und Körperstrukturen vergreift, sondern sich ausschließlich auf Krankheitserreger, Schwermetalle, das Leichtmetall Aluminium und weitere Giftstoffe konzentriert. Dort entfaltet es seine ganz Kraft. Voraussetzung ist die richtige Handhabung, die von der für den Menschen geeigneten Konzentration von 3000 ppm (0,3 Prozent) und der richtigen Dosierung der CDL-Tropfen in Wasser abhängt. Zu hohe Konzentrationen (mehr als 3000 ppm) können ebenso schaden wie zu große Mengen – mehr ist nicht immer besser.

CDL verhindert die Vermehrung von Viren

CDL oxidiert Viren auf besonders gründliche Weise. Während Bakterien sich durch Zellteilung vermehren, folgen Viren einem ganz anderen Mechanismus. Viren sind Parasiten, die in eine Wirtszelle eindringen und ihr Erbgut einschleusen. Da die Zelle nicht zwischen ihrem eigenen und dem viralen Erbgut unterscheiden kann, liest sie das virale Genom ab und produziert neue Viren. Wenn eine große Zahl neuer Viren hergestellt wurde, stirbt die Wirtszelle. Die Viren verlassen die Zelle und machen sich auf die Suche nach einem neuen Wirt, in den sie ihr Erbgut einbringen können. Dann beginnt der Kreislauf der Virusproduktion von Neuem.

Viren sorgen nicht nur anders für ihre Vermehrung, sie sind auch vollständig anders aufgebaut. Sie haben keinen eigenen Stoffwechsel wie Bakterien und auch keine eigene Zellwand, die durch Oxidation zerstört werden könnte. Bei Viren zerstört Chlordioxid die freigesetzten Ribo- und Desoxyribonukleinsäuren, vor allem die

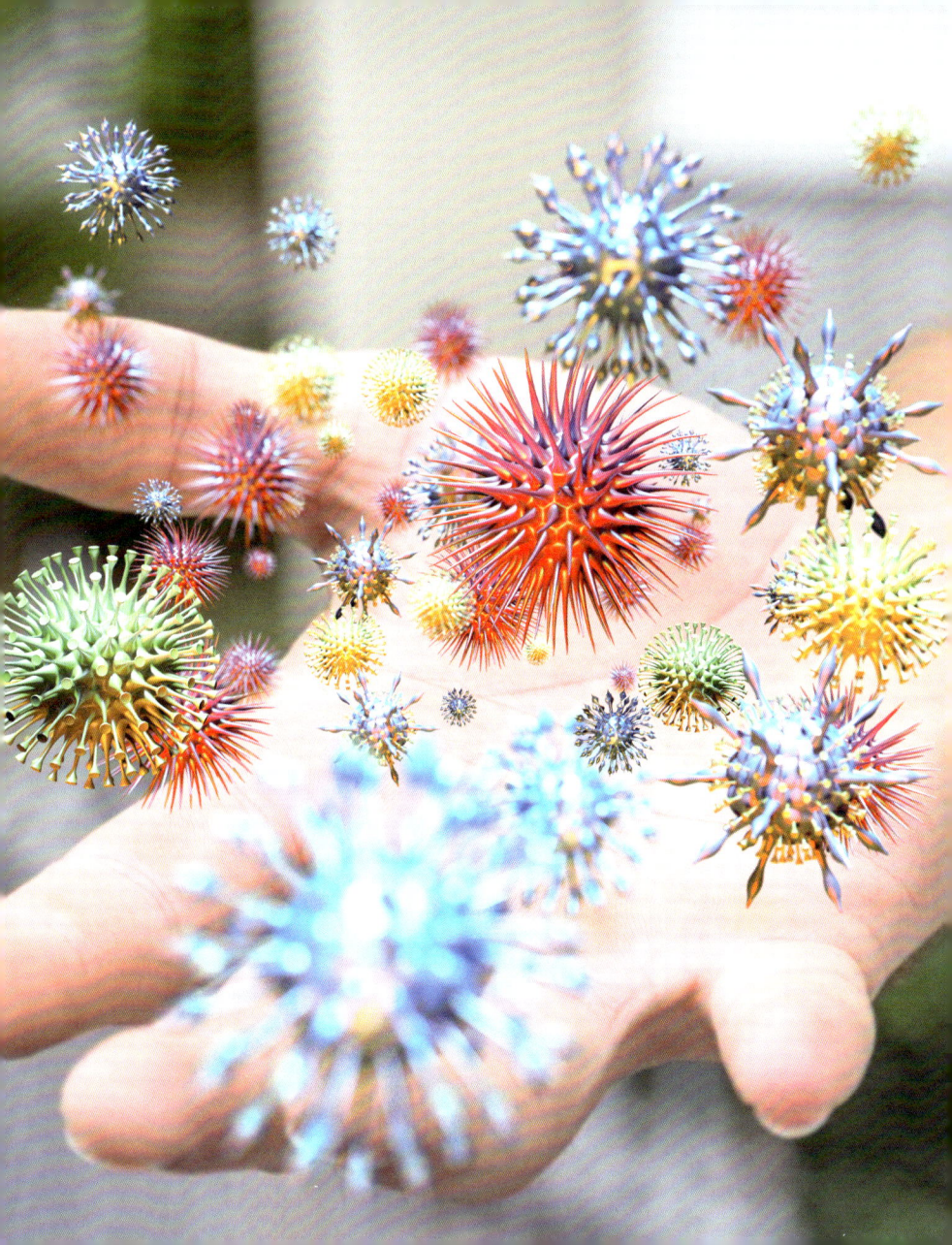

Guanin-Nukleinbasen, und damit das Erbgut des Virus, sodass es sich nicht mehr vermehren kann.

Influenza, die sogenannte echte Grippe, ist eine schwere Erkrankung, bei der Patienten in manchen Fällen auch auf der Intensivstation behandelt werden müssen. Sie wird hauptsächlich von den Influenzaviren A oder B ausgelöst. Japanische Forscher führten 2008 eine Tierstudie durch, bei der sie zu dem Ergebnis kamen, dass Chlordioxidgas eine Influenzainfektion wirksam verhindert. Dazu war lediglich eine »Konzentration nötig, die weit unter der zulässigen Expositionsgrenze für Menschen liegt. ClO_2-Gas könnte daher als Präventivmaßnahme gegen Influenza an Orten mit menschlicher Aktivität nützlich sein, ohne dass eine Evakuierung erforderlich ist.«[9]

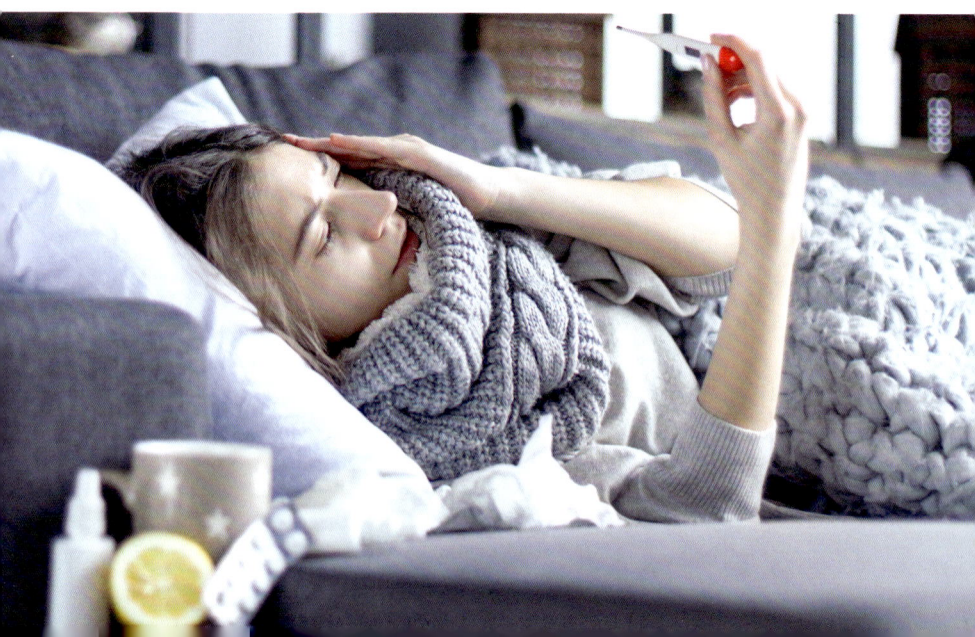

Klinische Untersuchungen am Menschen

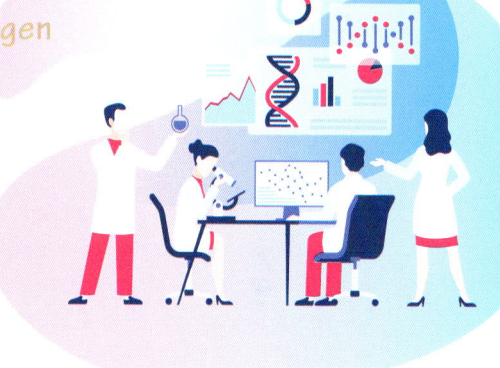

Oft wird behauptet, CDL sei nur in vitro, also im Reagenzglas im Labor, oder an Tieren getestet worden. Tatsache ist jedoch, dass bereits vor 40 Jahren aussagekräftige Studien die Unbedenklichkeit von CDL bei einer Anwendung am Menschen feststellten.

1981 starteten Judith R. Lubbers und ihre Kollegen vom Department of Pharmacology an der Ohio State University kontrollierte klinische Studien zur Wirkung und Toxizität von Chlordioxid, Chlorit und Chlorat auf den Menschen.[10] In der ersten Studie (Lubbers et al. 1981) erhielten zehn gesunde erwachsene Männer 1000 Milliliter einer Chlordioxidlösung in der Konzentration von 24 Milligramm pro Liter. Bezogen auf ein Referenzgewicht von 70 Kilogramm entspricht das 0,34 Milligramm pro Kilogramm Körpergewicht. Die Gesamtmenge wurde in zwei Portionen von 500 Millilitern aufgeteilt, die im Abstand von 4 Stunden getrunken wurden. Es wurden keine Nebenwirkungen festgestellt. In der zweiten Studie (Lubbers et al. 1984a) tranken zehn erwachsene Männer 12 Wochen lang 500 Milliliter mit 5 Milligramm ClO_2 pro Liter, was 0,04 Milligramm pro Kilogramm am Tag entspricht. Als die Testpersonen untersucht wurden, war ihr Gesundheitszustand gleichbleibend gut. Im Serum beider Gruppen ließen sich keine negativen Auswirkungen auf die Leber nachweisen.

CDL bei Candidainfektionen, Haut- und Nagelpilz

Pilzinfektionen (Mykosen) werden durch drei Gruppen von Erregern hervorgerufen: durch Hefepilze (Candida), Schimmelpilze und Dermatophyten (Fadenpilze). Sie können, lokal auf der Körperoberfläche, innerlich und in systemischer Form auftreten. Die systemische Form ist selten, kann aber lebensbedrohlich werden, da sich der Pilz über den Blutkreislauf im gesamten Körper ausbreitet. Dermatophyten verursachen nur oberflächliche Mykosen, nie im Körperinneren. Hefepilze breiten sich vor al-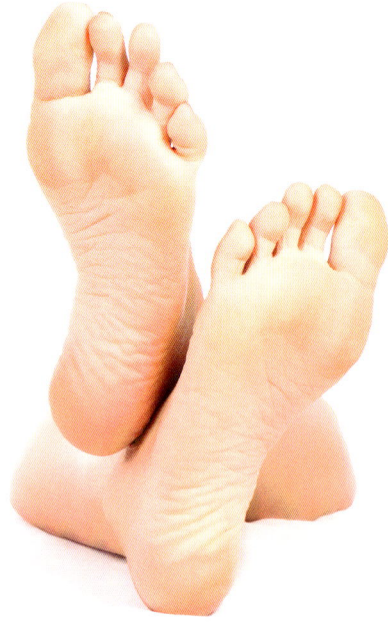lem bei Menschen mit geschwächtem Immunsystem aus. Sie können lokale Infektionen auf der Haut, den Schleimhäuten und den Nägeln hervorrufen, aber auch als systemische Mykose zu einer Erkrankung der inneren Organe führen. Häufig betrifft das den Darm, den Mund- und Racheraum, oder es handelt sich um einen Scheidenpilz. Auch Nagelpilz zählt zu den Candidosen. Der Candidapilz wird erst unter bestimmten Bedingungen zum Problem, zum Beispiel wenn er beginnt, auf Schleimhäuten (Darmschleimhaut,

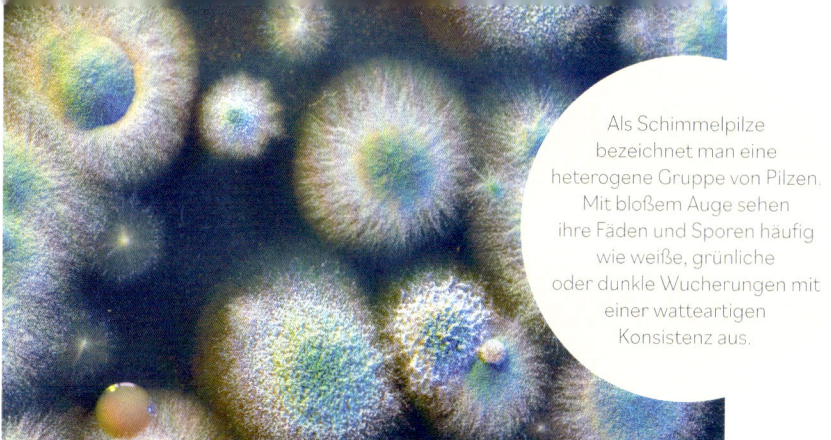

Als Schimmelpilze bezeichnet man eine heterogene Gruppe von Pilzen. Mit bloßem Auge sehen ihre Fäden und Sporen häufig wie weiße, grünliche oder dunkle Wucherungen mit einer watteartigen Konsistenz aus.

Mundschleimhaut) und feuchten Hautbereichen wie Leistenbeuge, Achselhöhle oder den Bereichen zwischen den Fingern und den Zehen zu wuchern. Anwenderberichte zeigen, dass CDL innerlich oder äußerlich auf die befallene Stelle aufgetragen, bei Pilzinfektionen erfolgreich zur Heilung beitragen konnte.

Mykotoxine: CDL und Schimmelpilzgifte

Mykotoxine sind giftige Stoffwechselprodukte von Schimmelpilzen. Wenn Lebensmittel verzehrt werden, die davon befallen sind, können schon kleine Mengen Schäden verursachen. Diese Schäden können chronisch werden, Haut und Schleimhäute, Nieren sowie das Nerven-, Immun- und Hormonsystem betreffen und zu Erkrankungen wie Multipler Sklerose (MS), Alzheimer, weiteren Hirnerkrankungen, Krebs, Aids und Malaria führen und sogar sexuelle Probleme auslösen. Mykotoxine sind stark saure Abfallprodukte, die damit im Wirkbereich von CDL liegen.

Multiresistente Keime: MRSA & Co. mit CDL behandeln

Die Aussichten sind nicht gut: Antibiotikaresistente Keime sind auf dem Vormarsch. Hochrechnungen der aktuellen Entwicklung prognostizieren eine jährliche potenzielle Verzehnfachung der Fälle. Sie tummeln sich nicht nur in Kliniken, sondern finden sich auch in Flugzeugen, Zügen, auf Mobiltelefonen, auf Armlehnen, Klapptabletts sowie in Toiletten usw. und können dort bis zu einer Woche überleben. Das Darmbakterium Escherichia coli (E. coli) wurde etwa 4 Tage lang auf einer Armlehne gefunden, das Bakterium MRSA sogar bis zu einer Woche, wie eine US-amerikanische Studie der Auburn University im Bundesstaat Alabama zeigte.

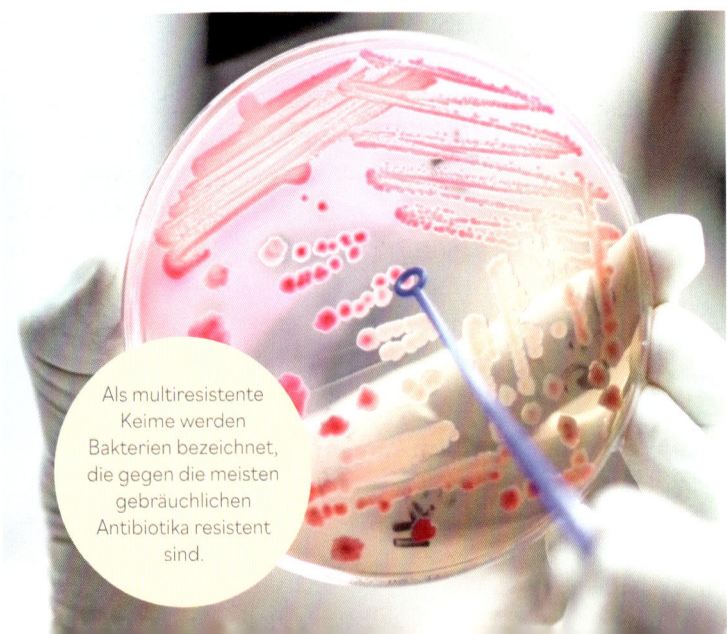

Als multiresistente Keime werden Bakterien bezeichnet, die gegen die meisten gebräuchlichen Antibiotika resistent sind.

Im November 2019 titelte *Focus online:* »Bis zu 20 000 Tote pro Jahr: Krankenhauskeime töten mehr Menschen als bisher angenommen.« »400 000 bis 600 000 Patienten infizieren sich in Deutschland jedes Jahr neu mit Krankenhauskeimen – und 10 000 bis 20 000 versterben daran, wie eine aktuelle Schätzung zeigt.«[11] Es ist also mehr als dringend, hier eine antibiotikaunabhängige Lösung zu finden.

CDL zerstört multiresistente Keime – zwei Studien

2015 erschien eine japanische Studie, die den Nachweis erbrachte, dass die Desinfektionsleistung von Chlordioxid (ClO_2) gegen multiresistente Keime wie Staphylococcus aureus, Pseudomonas aeruginosa und Acinetobacter baumannii eindeutig höher ist als die des häufig eingesetzten Natriumhypochlorits (NaClO).[12]

1 Jahr später wurde eine Studie im *European Journal of Hospital Pharmacy* veröffentlicht, die sich mit der Wirkung eines Desinfektionsmittels auf Chlordioxidbasis gegen die Krankenhauskeime MRSA und *Clostridium difficile* befasste. Nachdem in einem Bezirkskrankenhaus die Keimbelastung zwischen November 2009 und Oktober 2011 deutlich angestiegen war, setzte die Klinik ein neues, auf Chlordioxid basierendes Desinfektionsmittel ein. Der Erfolg war beeindruckend: Die Zahl der Bettentage der Patienten in der Klinik sank signifikant. Hochgerechnet auf 1 Jahr, bedeutete das auch eine erhebliche Kosteneinsparung.

Diese Studienauswahl zeigt nicht nur, wie wichtig eine effektive Desinfektion von Oberflächen ist, um die Ausbreitung von MRSA und anderen Keimen einzudämmen. Sie zeigt auch, dass CDL selbst multiresistente Keime unschädlich macht.[13]

CDL zerstört schädliche Biofilme

Ein besonderer Pluspunkt ist, dass CDL schädliche Biofilme zerstört. Diese dünnen Schleimfilme können sich beispielsweise im Darm auf der Darmschleimhaut bilden. Ein Biofilm besteht aus Bakterien, die sich in Kolonien zusammenschließen und zum Teil große Flächen bedecken. Er erschwert die Nährstoffaufnahme, kann die Darmwand durch schädliche Ausscheidungen der Bakterien angreifen und führt zu chronischen Entzündungen. Die Bakterien stellen den Biofilm her, indem sie einen speziellen Schleim produzieren, in dem sie sich vor dem Immunsystem verstecken und jede Antibiotikatherapie überleben können. Biofilme können überall im Körper auftreten, zum Beispiel innerhalb des Nervensystems. Dort provozieren sie eine ständige Reaktion des Immunsystems, die als Auslöser für neurodegenerative Erkrankungen angesehen wird. Laut einer im Dezember 2010 publizierten Studie sind Biofilme äußerst wasserabweisend, was sie sehr stabil und unzugänglich macht. Sie übertreffen die Abstoßungskraft von Teflon gegenüber Wasser um ein Vielfaches.[14]

Biofilme sind schädliche Bakterienkolonien, die sich überall im Körper bilden können.

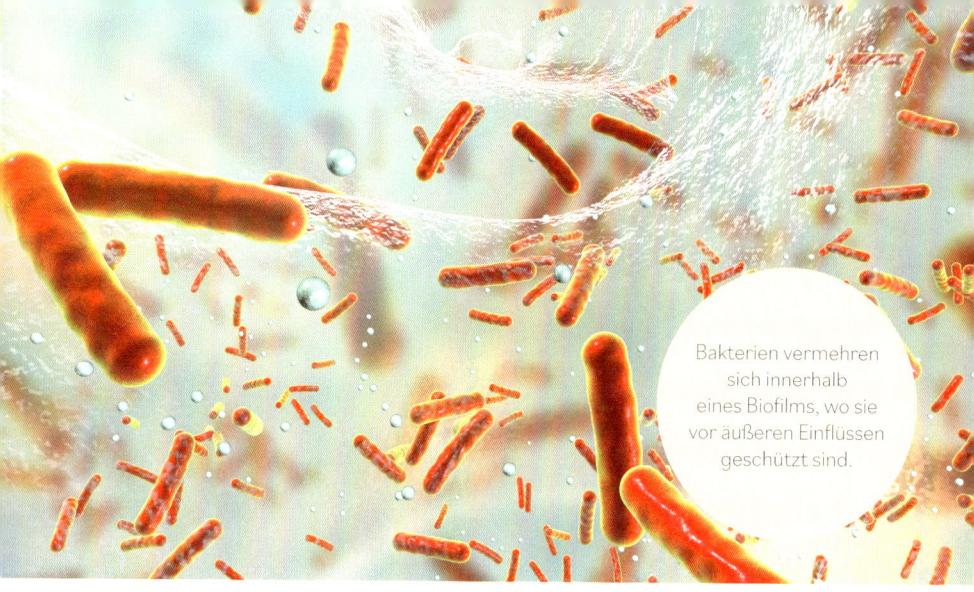

Bakterien vermehren sich innerhalb eines Biofilms, wo sie vor äußeren Einflüssen geschützt sind.

Krankheiten, die mit einem Biofilm in Verbindung stehen können, sind chronisch wiederkehrende Blasenentzündungen, Zahnfleischentzündungen, chronisch wiederkehrende Mittelohrentzündungen, chronisch wiederkehrende Entzündungen der Lungen, Bronchien, Nasennebenhöhlen, chronische Borreliosen und weitere Erkrankungen, die immer wieder auftreten. Biofilme können selbst in Knochen auftreten und eine Heilung nach einem Bruch erschweren.[15] Eine neuere Studie der Universität Heidelberg von 2018 bestätigt, dass die Entwicklung von Strategien gegen Biofilmbildung noch ganz am Anfang steht. Verschiedene Universitäten forschen intensiv nach Behandlungsmöglichkeiten gegen multiresistente Keime, wie sie in Biofilmen versammelt sind. »Wissenschaftler des Helmholtz-Zentrums für Infektionsforschung (HZI) haben zum Beispiel ein Molekül entwickelt, das einen wichtigen Baustein des

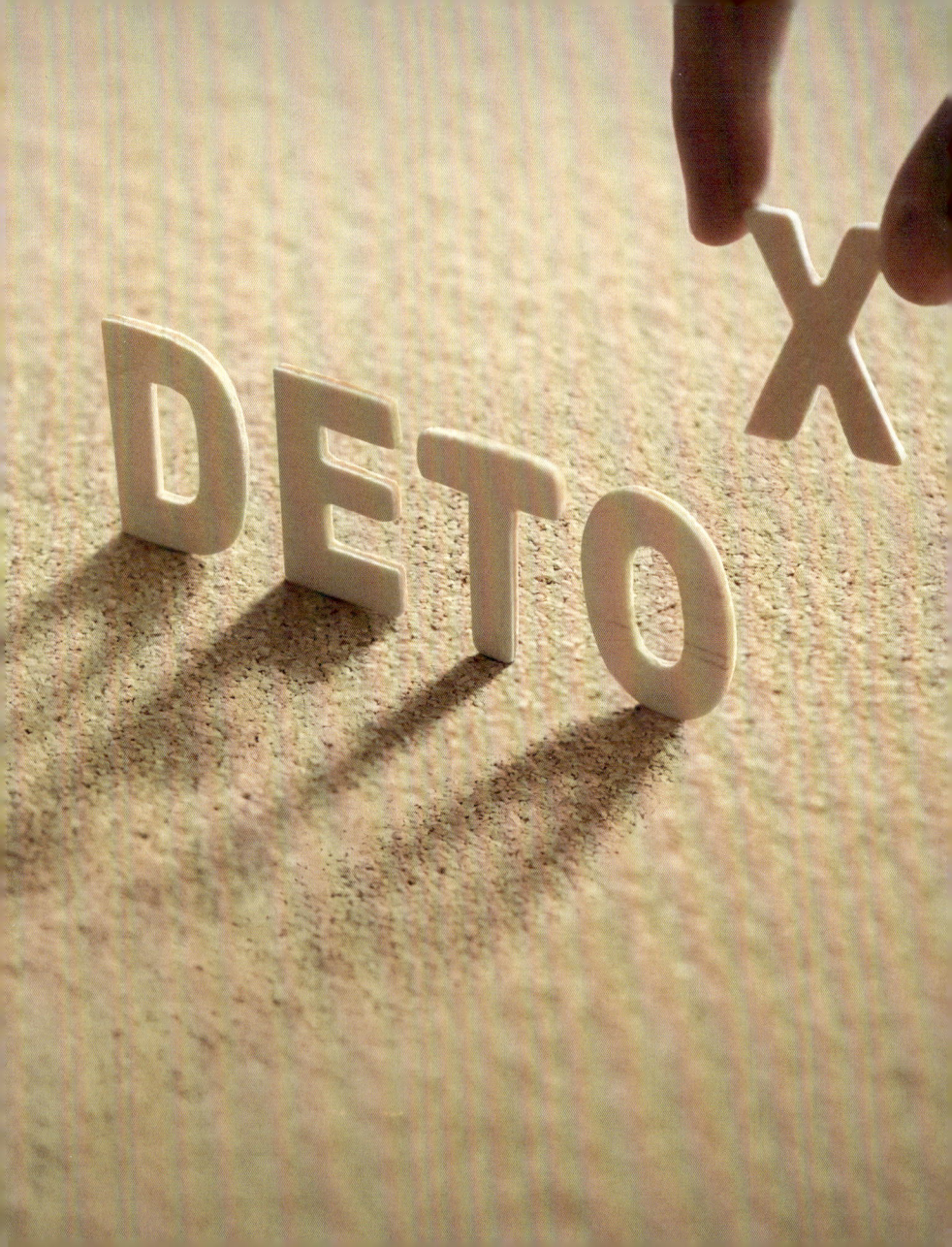

Biofilms von Pseudomonas aeruginosa blockiert und gleichzeitig den Biofilm im Körper sichtbar machen kann. […] Es bedarf noch zahlreicher und langwieriger Folgeuntersuchungen, bis weitere Ergebnisse vorliegen. Ob daraus irgendwann einmal therapeutische Empfehlungen abgeleitet werden können, ist zum gegenwärtigen Zeitpunkt noch nicht abzusehen.«[16,17] Die bisher gefundenen Behandlungsansätze beziehen sich alle auf Stoffe aus der Natur wie Isothiocyanate (Senföle) aus Kapuzinerkresse und Meerrettich.

Bei alldem ist leicht ersichtlich, warum es lebenswichtig ist, Biofilme aufzulösen und dass herkömmliche Behandlungsmethoden einen schweren Stand haben. Die speziellen Eigenschaften von CDL können hier ausgesprochen hilfreich sein.

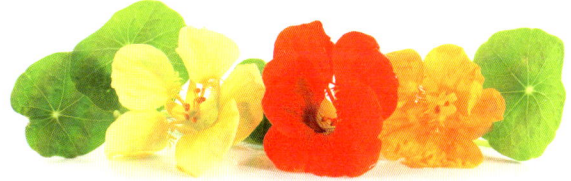

CDL entgiftet und leitet Schwermetalle aus

Chlordioxid kann Schwermetalle und andere Giftstoffe oxidieren oder durch Salzbildung wasserlöslich machen und über den Urin ausscheiden. Diese mehrfache Wirkung – Reinigung des Körpers durch Oxidation schädlicher Erreger, Entgiftung und Schwermetallausleitung – macht CDL zu einem wertvollen Mittel für sehr viele Krankheiten und Anlässe. Gezeigt hatte sich dieser Entgiftungseffekt bereits bei MMS, als das Haar von Anwendern vor und nach der Einnahme untersucht wurde. 2 Wochen nach der Einnahme wurden keine Schwermetalle mehr gefunden, ebenso wenig Quecksilber oder Blei, die ansonsten häufige Belastungen darstellen.

Die Schwermetallausleitung durch Oxidation funktioniert völlig anders als die Anwendung von Chelatbildnern wie Dimercaptobernsteinsäure (DMSA) oder Calcium EDTA, die Schwer- und Leichtmetalle in Form von Chelaten binden und ausschleusen. Bei der Chelat-Therapie werden auch Mineralstoffe und Spurenelemente aus dem Körper geschwemmt, was bei der oxidierenden Wirkung von CDL nicht der Fall ist.

CDL reinigt und klärt. Anwender berichten, dass sie sich klarer, wacher und energiegeladener fühlen, was vermutlich der Reinigung des Körpers zuzuschreiben ist, die sich auch im Fühlen und Denken zeigt.

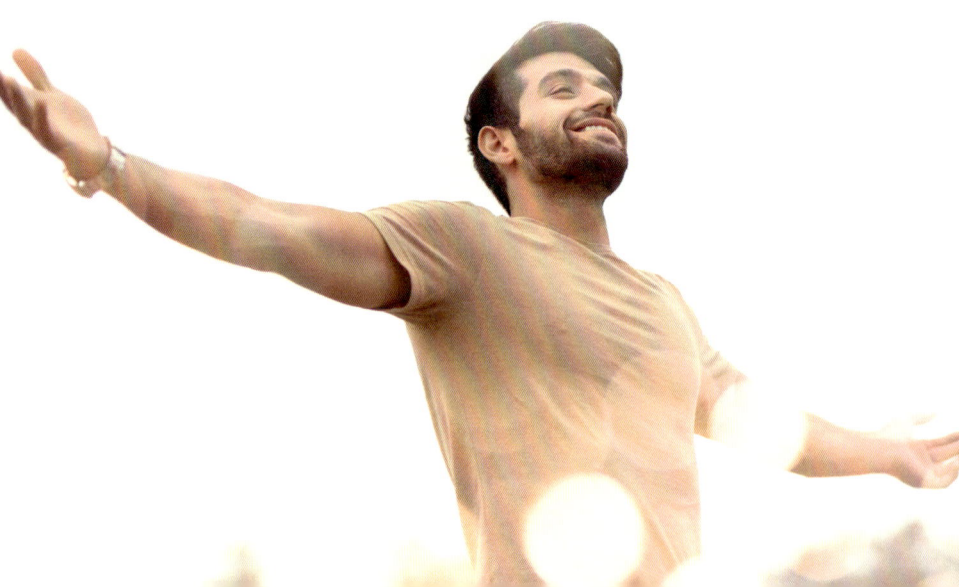

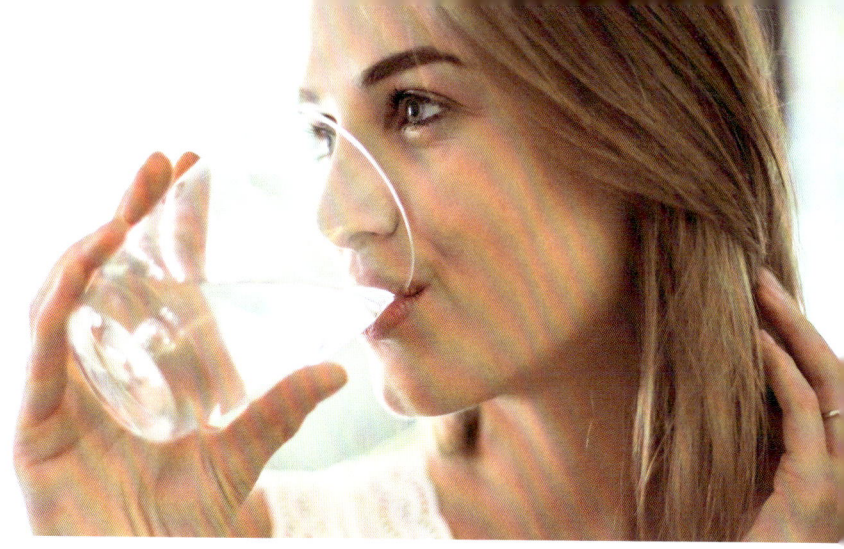

Welche Entgiftungserscheinungen können eintreten?

Da CDL entgiftend wirkt, kann es bei höheren bis hohen oral eingenommenen Dosen zu Entgiftungserscheinungen wie Durchfall, Übelkeit, Blähungen oder Hautausschlag kommen. Manche Anwender fühlen sich durch den Entgiftungsvorgang müde oder schwitzen. Diese Symptome sind kein Hinweis darauf, dass CDL nicht vertragen wird, sondern darauf, dass es intensiv wirkt. Nicht nur die gelösten Giftstoffe müssen ausgeleitet werden, sondern auch die zerstörten Bakterien, Viren, Pilze und Parasiten sowie übersäuerte Zellen, deren Stoffwechsel nicht mehr richtig funktioniert und die zu entarten beginnen (Krebszellen). Das bedeutet intensive Arbeit für das Immunsystem und die Leber.

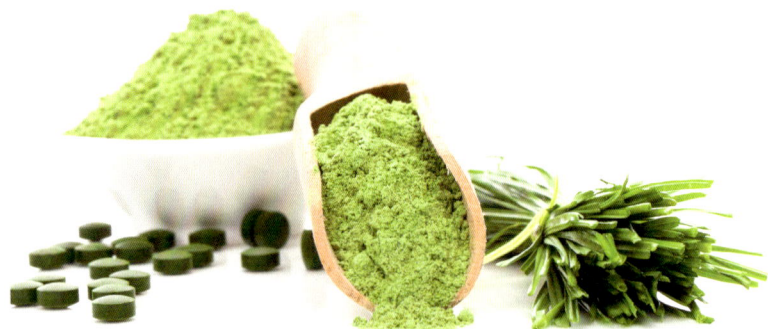

Wie Sie die Entgiftung durch CDL unterstützen können

Zerstörte Erreger und Giftstoffe ebenso wie oxidierte Schwermetalle müssen gebunden und ausgeleitet werden. CDL bricht die Zellwände der schädlichen Organismen und die Oberflächen auf. Entsorgen muss sie letztlich das Immunsystem. Leber und Nieren sind gefragt und leisten oft Schwerstarbeit. Im Falle von Entgiftungssymptomen hilft es, die Dosis für einige Tage zu verringern, damit die Entgiftung langsamer vorangeht. Wenn die Symptome im Einzelfall bleiben, sollte CDL abgesetzt werden. Man kann dann zu einem späteren Zeitpunkt mit einer niedrigeren Dosis neu beginnen und die Dosis langsam steigern.

Der Entgiftungsvorgang kann zusätzlich durch Naturheilmittel unterstützt werden. Dafür eignen sich vor allem Chlorella, Zeolith, Bentonit oder Huminsäuren. Die Mineralerden Zeolith und Bentonit lösen Giftstoffe und insbesondere Aluminium aus den Zellen und binden sie. Diesen Bindungsvorgang nennt man Adsorption. Zeolith, Bentonit und Huminsäuren binden auch Fäulnis- und

Gärungsgifte im Darm und helfen, das Säure-Basen-Gleichgewicht zu regulieren. Chlorella enthält neben seinen einzigartigen Ausleitungseigenschaften eine große Menge an Chlorophyll und Wachstumshormonen (Chlorella-Wachstumsfaktor C.G.F.), die den Stoffwechsel verbessern, das Immunsystem unterstützen und den Alterungsprozess verlangsamen. Auch Gerstengras kann hilfreich sein. Ähnlich wie Chlorella flutet Gerstengras die Zellen mit dem grünen Pflanzenfarbstoff Chlorophyll, der intensiv entgiftet, enthält eine große Menge an wichtigen Mineralstoffen und hat eine intensive basische Wirkung. Diese Stoffe sind daher starke Partner von CDL, wenn es darum geht, den Körper zu reinigen und Krankmachendes, Belastendes zu entfernen.

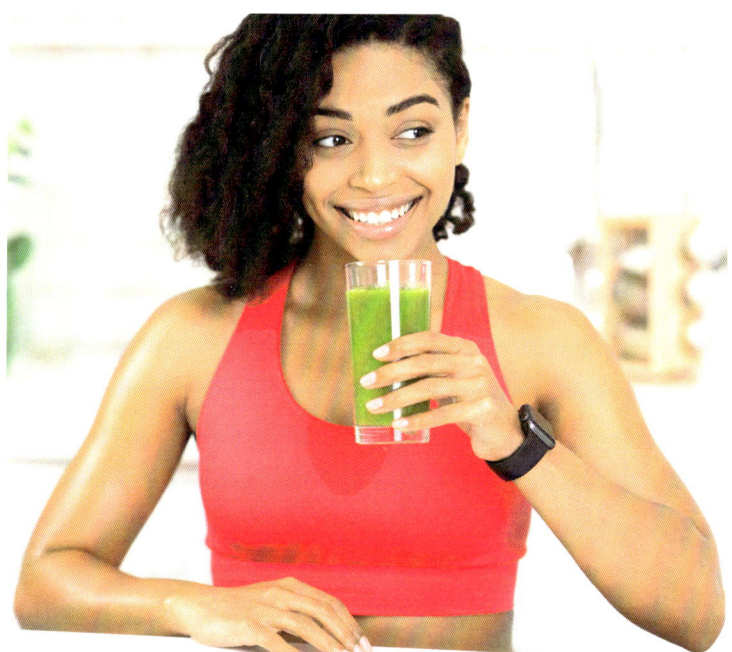

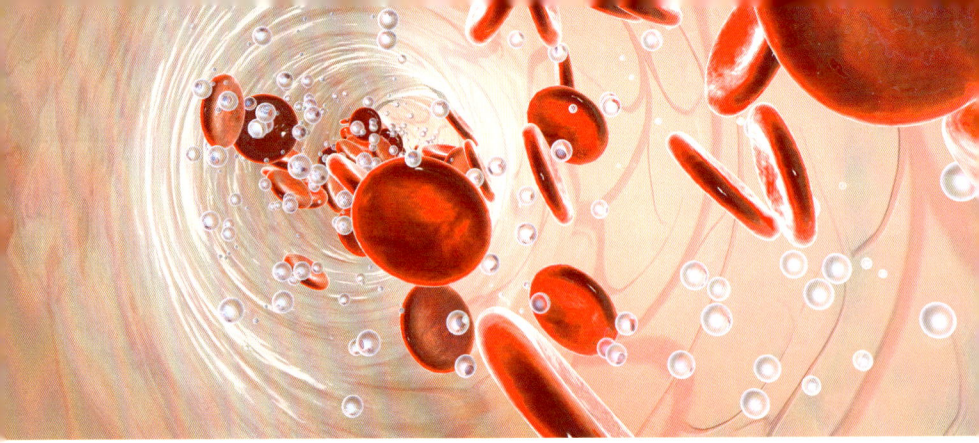

CDL im Blut:
Was geschieht nach der Einnahme?

Chlordioxid wird über das Blut im gesamten Körper verteilt. Auf diese Weise wird den Zellen und Mitochondrien zusätzlicher Sauerstoff zugeführt. Die Chlordioxidionen kommen überall in Kontakt mit Krankheitserregern, Schwermetallen sowie Giftstoffen und entreißen ihrer Zellwand Elektronen, sodass sie zerfallen. Schädliche Bakterien, Pilze, Sporen, Prionen (BSE) und Parasiten wie Milben werden zerstört. Bei Viren stoppt CDL die Vermehrung, da es die dafür nötigen Proteine blockiert. Chlordioxid verhält sich hier wie ein freies Radikal, das jedoch nicht nur den Erreger zerstört, sondern selbst bei diesem Vorgang in Bestandteile zerfällt, die zur natürlichen Körperchemie gehören und die wir auch täglich aufnehmen: Sauerstoff, Wasser und Kochsalz. Durch den Sauerstoffgehalt (ein CDL-Molekül verfügt über zwei Sauerstoffatome) führt es dem System Sauerstoff zu und steigert die Energie. Die Sauerstofferhöhung im Blut kann nach der Einnahme gemessen werden.

COMUSAV (Coalición Mundial Salud y Vida; *https://comusav.de*) ist eine globale gemeinnützige Organisation, die sich dem Ziel gewidmet hat, verschiedenste Heilmethoden, Heilslehren und deren Anwendungen zu erforschen und zu integrieren. Beteiligt sind bereits über 5000 Ärzte und Mediziner aus mehr als 25 Ländern und viele weitere Angehörige aus Gesundheitsberufen aller Fachrichtungen, Anwälte, Journalisten, Politiker und Aktivisten, die entschlossen sind, für ein gesundes Leben des Einzelnen einzustehen.

In einem Dossier vom 31. Oktober 2020, das sich mit der potenziellen Wirkung von Chlordioxid gegen Covid-19 befasst, beschreibt COMUSAV, was nach der Einnahme von CDL im Körper geschieht:

»Nach der Einnahme wird Chlordioxid schnell im Verdauungstrakt absorbiert, und zwei Stunden nach der Einnahme werden Plasmaspitzen beobachtet, und es wird geschätzt, dass weniger als 30 Prozent der eingenommenen Testdosis absorbiert worden sind (Abdel-Rahman et al., 1979a). Nach der Einnahme wird die Substanz im gesamten Körper verteilt, die höchsten Konzentrationen finden sich jedoch im Blut, im Magen und im Dünndarm (Abdel-Rahman et al., 1982). 72 Stunden nach der Einnahme einer Einzeldosis von 100 mg/l wurde der größte Teil des Chlordioxids in Form von Chloridionen (Cl⁻) nachgewiesen, und das

Das Blut erfüllt mit seinen Bestandteilen wichtige Transport- und Regulationsfunktionen.

Rote Blutkörper (41 %)

Weiße Blutkörper (4 %)

Plasma (55 %)

Chlorit-Chlor-Verhältnis (ClO_2) betrug 4:1 (Abdel-Rahman et al., 1979a). Die chemische Form, in der Chlordioxid eliminiert wurde, erfolgte über Urin und Fäkalien.«[18]

Patentiert für die Sterilisierung von Blut

Blut und seine Bestandteile können leicht durch Bakterien verunreinigt werden. Aus diesem Grund müssen Blutkonserven entkeimt werden. Wie im Kapitel über Patente aufgeführt, gibt es für Chlordioxid, das als Medikament nicht zugelassen ist, seit Mai 1991 eine weltweit gültige US-amerikanische Patentanmeldung (US5019402) zur Desinfektion und Sterilisierung von Blut und Blutbestandteilen für die Nutzung am Menschen.[19]

CDL verringert die Verklumpung von Blutplättchen

Im Blutbild von Kranken oder wenn der Mensch übersäuert ist (was bei Kranken häufig der Fall ist) und bei einem Mangel an Mineralstoffen oder Wasser sind die roten Blutkörperchen oft verklebt, sodass sie nicht gut einzeln zu sehen

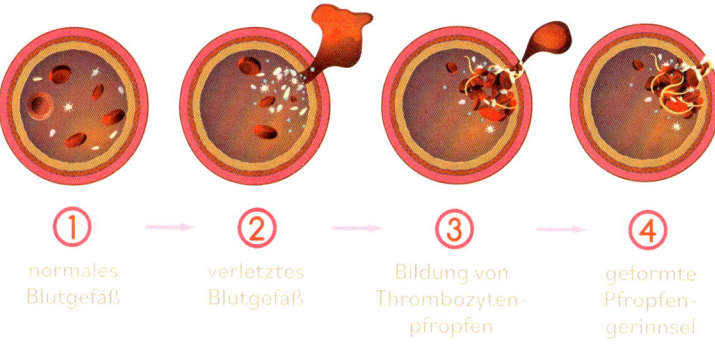

① normales
Blutgefäß

② verletztes
Blutgefäß

③ Bildung von
Thrombozyten-
pfropfen

④ geformte
Pfropfen-
gerinnsel

sind. Unter dem Dunkelfeldmikroskop wurde beobachtet, dass sich die Verklumpung der roten Blutkörperchen schon kurz nach der Einnahme von CDL verringerte und die weißen Blutkörperchen deutlich agiler waren. Das Dunkelfeldmikroskop ist eine spezielle Variante der Lichtmikroskopie, die in der Naturheilkunde angewendet wird. Zu den Blutkörperchen gehören auch die Blutplättchen (Thrombozyten), die eine wichtige Rolle bei der Blutgerinnung und der Abdichtung von Wunden spielen. Blutgerinnsel und Thrombosen werden durch Blutgerinnungsstörungen verursacht. Da CDL Blutverklumpungen reduzieren kann, bietet es einfache Hilfe bei den häufig bei Covid-19 beobachteten Blutgerinnseln, für die Blutgerinnungshemmer verschrieben werden.[20] Patienten, die blutverdünnende Medikamente einnehmen, sollten CDL vermeiden.

CDL bei neurodegenerativen Erkrankungen

»Neurodegenerative Erkrankung« ist ein Sammelbegriff für eine Reihe von Erkrankungen, die vor allem die Nervenzellen im Gehirn betreffen, aber auch das Rückenmark und weitere Teile des Nervensystems. Da Nervenzellen sich nach aktuellem Kenntnisstand nicht selbst vermehren oder ersetzen, können beschädigte oder abgestorbene Nervenzellen nicht erneuert werden. Neurodegenerative Erkrankungen gelten daher als nicht heilbar. Die Folge sind Probleme mit der Bewegungskoordination wie bei ALS oder den geistigen Fähigkeiten wie bei Demenzerkrankungen. Zu den neurodegenerativen Erkrankungen zählen unter anderem Parkinson, Alzheimer, Chorea Huntington und Motoneuronen-Erkrankungen wie ALS, die amyotrophe Lateralsklerose. Die Alzheimerkrankheit macht mit 60–70 Prozent der Fälle den größten Anteil dieser Erkrankungen aus.

Wie Sie sehen, sind neurodegenerative Erkrankungen ein weites Feld. Alle haben jedoch die Degeneration des Nervensystems gemeinsam. 2015 erschien eine doppelblinde, randomisierte, placebokontrollierte Studie zur Wirksamkeit von CDL bei ALS-Patienten mit starken Entzündungen des Nervengewebes. Bei der amyotrophen Lateralsklerose sterben Nervenzellen des motorischen Nervensystems ab. Der dadurch erhöhte Muskeltonus führt zu spastischen Lähmungen und zunehmend zu Muskelschwäche und Muskelschwund. An der genannten Studie nahmen mehrere US-amerikanische Universitäten und Kliniken teil. Die Wissenschaftler fanden heraus, dass NP001, so der Name des verabreichten Medika-

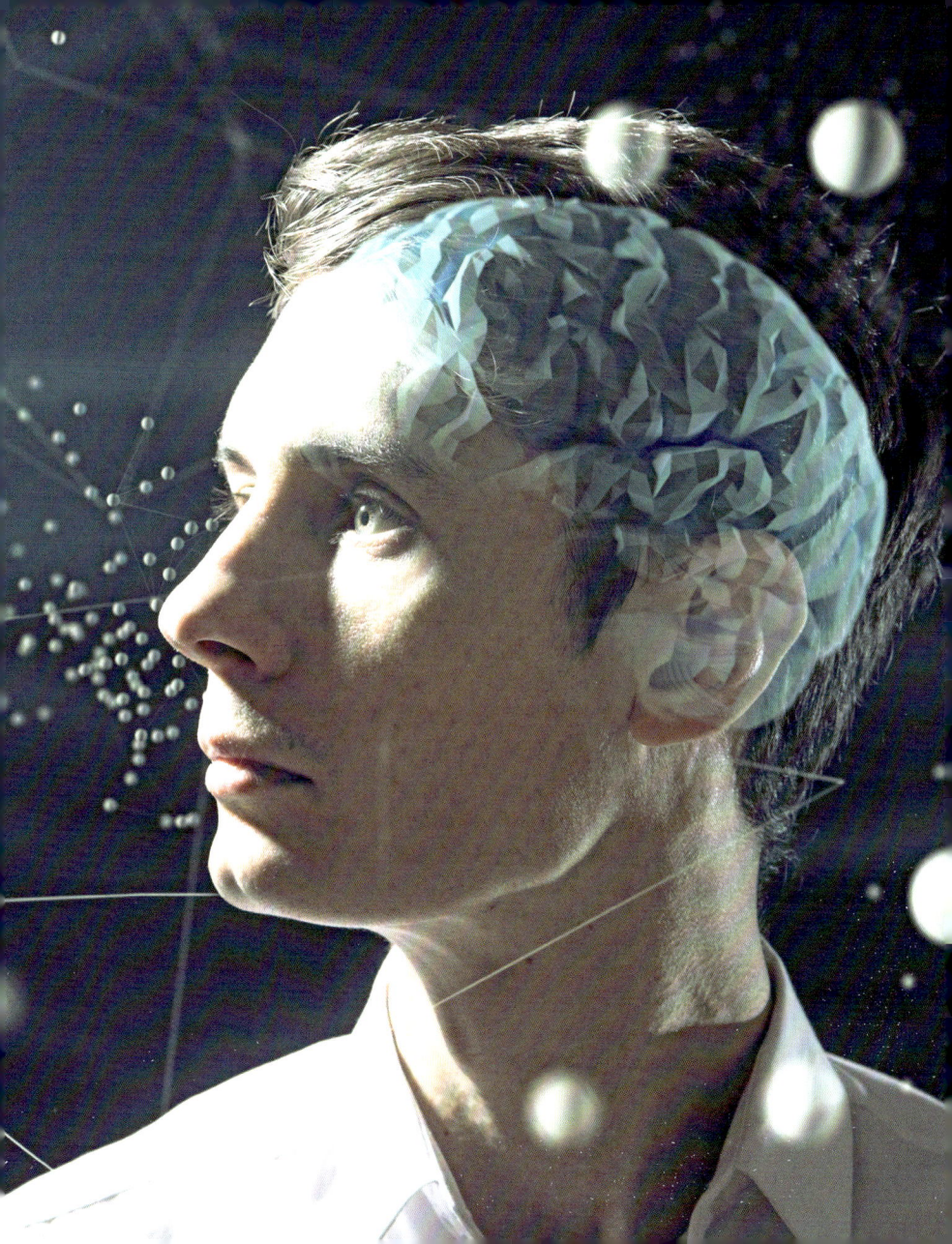

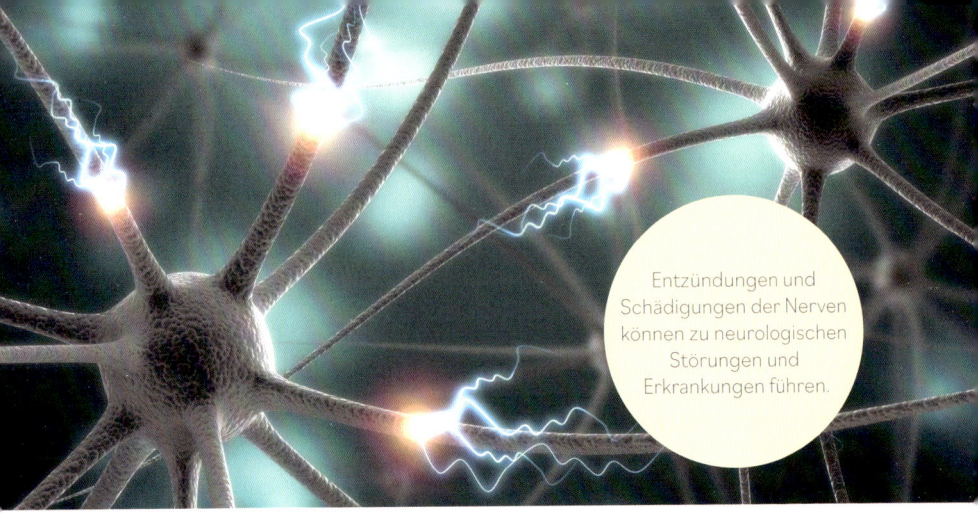

Entzündungen und Schädigungen der Nerven können zu neurologischen Störungen und Erkrankungen führen.

ments, Entzündungen und Schädigungen der motorischen Nerven verringern kann, indem es die Anzahl der aktivierten zellschädigenden Makrophagen senkt. NP001 ist eine pH-regulierte, gereinigte Natriumchloritlösung und der Hauptbestandteil von MMS. Das Ergebnis hing von der Höhe der Dosierung ab. Eine Verlangsamung des Fortschreitens wurde nur in der hoch dosierten Gruppe bei Patienten mit stärkerer Entzündung (C-reaktives Protein) beobachtet. Im Sechsmonatsvergleich schritt die Erkrankung bei deutlich weniger Patienten fort, die NP001 bekommen hatten, als in der Placebogruppe. Das Fazit der Forscher: Bei ALS-Patienten mit ausgeprägter Entzündung der Nerven stellt NP001 einen neuen therapeutischen Ansatz dar, wobei dieses Ergebnis noch durch weitere Untersuchungen bestätigt werden muss.[21] In dieser Studie wurde nicht explizit mit CDL gearbeitet, aber CDL hat die gleiche Wirkweise wie MMS, allerdings bei besserer Verträglichkeit. Man kann also davon ausgehen, dass das Ergebnis auf CDL übertragbar ist.

Bei vielen chronischen Erkrankungen sind Schwermetalle und andere Schadstoffe Auslöser oder zumindest stark beteiligt. Sie blockieren wichtige Funktionen im Körper, können die neurologische Signalübertragung im Körper stören und bilden freie Radikale, die die Zellen schädigen. Alles, was hilft, diese Stoffe im Körper zu reduzieren und die tägliche Flut, mit der wir aus Nahrung und Umwelt konfrontiert sind, abzuwehren, dient auch der Vorbeugung neurologischer Erkrankungen und kann den Krankheitsstatus verbessern.

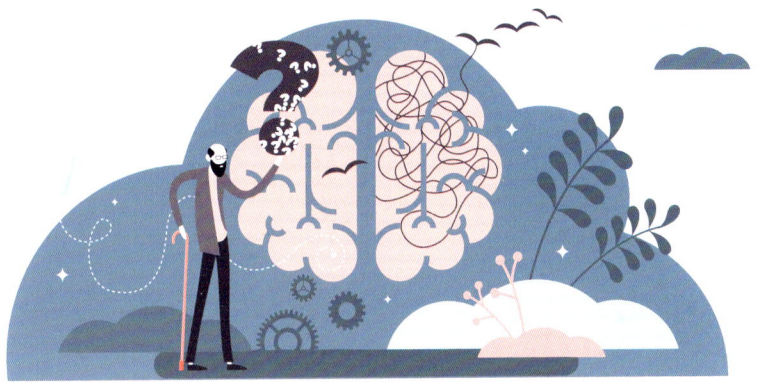

Auch im Gehirn wirksam: CDL überwindet die Blut-Hirn-Schranke

Keime, Schwermetalle und Giftstoffe belasten unter anderem das Gehirn und können große Schäden anrichten. Chlordioxid kann die Blut-Hirn-Schranke überwinden und auch dort pathogene Keime und Schwermetalle oxidieren und ausscheiden. Bei neurodegenerativen Erkrankungen wie Parkinson, Demenz und der Creutz-

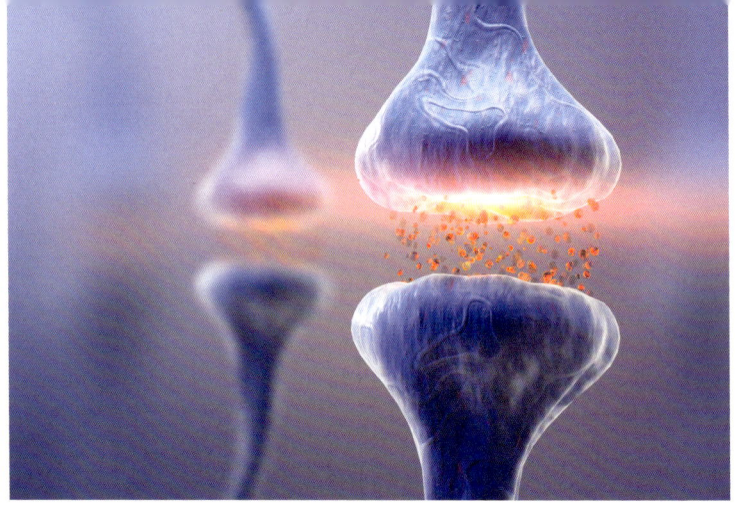

feld-Jakob-Krankheit sterben Zellen in bestimmten Bereichen des Gehirns ab. Je nachdem, wo das geschieht, treten unterschiedliche Symptome und Erkrankungen auf. Allein die Zahl der von Demenz betroffenen Menschen in Deutschland wird heute auf rund 1,5 Millionen geschätzt. Mit 60–70 Prozent der Fälle machen sie den Großteil der Erkrankungen aus. Der Verlust der Nervenzellen wird im Wesentlichen als altersbedingt eingestuft.

Die Ergebnisse einer aktuellen Studie vom Oktober 2021 lieferte Hinweise darauf, dass akute oder chronische Virusinfektionen an der Entstehung neurodegenerativer Erkrankungen wie Alzheimer und Parkinson beteiligt sind.[22] Schwermetallbelastung und Toxine sind weitere Faktoren, die dem Gehirn schaden. Der Einsatz von CDL ist folglich mindestens einen Versuch wert, auch angesichts zahlreicher positiver Erfahrungsberichte, die in Büchern und im Internet zu finden sind.

CDL: Ein Mittel gegen SARS-CoV-2?

Als Donald Trump im April 2020 in seiner Rede an die Nation erwähnte, dass es vielleicht hilfreich sein könnte, wenn Ärzte ein bestimmtes Desinfektionsmittel zur Behandlung von Covid-19 injizieren würden, brach ein Sturm der Entrüstung los. Ein Putzmittel gegen Corona? Trumps Anregung kam nicht von ungefähr. Er hatte von der CDL-Wirkung gehört, und es ging ihm darum, neue Lösungen für die Corona-Krise zu finden. Die einen waren empört, andere kauften Chlordioxid, das in einer Reihe Desinfektionsmittel anstelle von Chlor enthalten ist, und nahmen es ohne genaue Kenntnis ein. Unverdünnt wirkt Chlordioxid jedoch stark ätzend und löst innere Verätzungen bis hin zu Atemstörungen und Nierenversagen aus. Ein Schluck normales Desinfektionsmittel – oder gar mehr – kann also äußerst üble Folgen haben. In der Zeitschrift *Frontiers in Political Science* war zu lesen: »[...] die Welt war entsetzt über den Vorschlag des Präsidenten, Haushaltsdesinfektionsmittel zu trinken, um Covid-19 zu verhindern.« Und weiter: »[...] Chlordioxid ist für den menschlichen Verzehr nicht sicher.« Niemand berichtete darüber, wie uninformierte Anwender mit der Überlegung des Präsidenten umgingen.

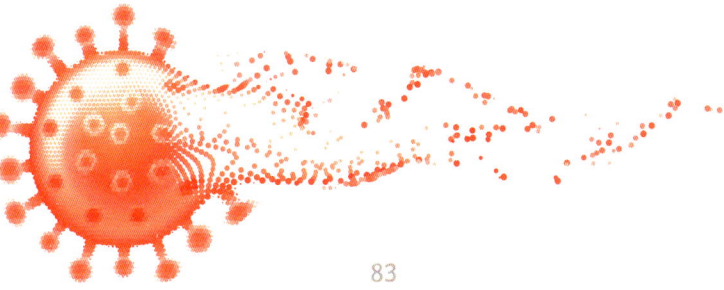

Schauen wir uns an, was diverse Quellen zur Wirksamkeit von CDL bei Covid-19 sagen.

Beginnen wir mit einer Studie von 2010, die sich mit der antiviralen Wirkung von Chlordioxid und Natriumhypochlorit bei Calicivirusinfektion, Influenza, Masern, Staupevirus des Hundes, Herpesvirus und Adenovirus beim Menschen sowie Adenovirus und Parvovirus bei Hunden befasste. Coronaviren sind noch nicht dabei, aber gravierende virale Infektionen. Chlordioxid in Konzentrationen von 1 bis 100 ppm zeigte eine starke antivirale Aktivität und neutralisierte 99,9 Prozent der Viren oder etwas weniger bei einer 15-sekündigen Behandlung zur Sensibilisierung. Die antivirale Aktivität von Chlordioxid war etwa zehnmal stärker als die von Natriumhypochlorit, resümierten die Wissenschaftler.[23]

Im April 2021 veröffentlichte das *Journal of Molecular and Genetic Medicine* eine klinische Studie zur Wirksamkeit und Sicherheit von CDL für die Behandlung von Covid-19 beim Menschen. Diese Studie war die erste, die sich mit CDL und SARS-CoV-2 befasste, mit sehr guten Ergebnissen.[24]

Bestimmt wurde, in welchem Umfang Chlordioxid den Zustand der Testpersonen 7 und 14 Tage nach dem Auftreten der Symptome

> Für den Menschen muss Chlordioxid auf die für ihn geeignete Verdünnung von 0,3 Prozent gebracht werden.

verbesserte. Bereits am 7. Tag nach der Behandlung waren die Symptome wie Husten, Kurzatmigkeit, Fieber, Kopf-, Hals- und Brustschmerzen um 70 Prozent zurückgegangen. Besonders wichtig ist, dass sich die Blutplättchen normalisierten, was das Risiko von Blutgerinnungsproblemen reduzierte. Die Messung des Sauerstoffgehalts im Blut (Oximetrie) zeigte eine deutliche Verbesserung. Die Kontrollgruppe kämpfte dagegen weiterhin mit anhaltenden Symptomen. Außerdem waren 100 Prozent der Patienten mit einem positiven PCR-Test am 7. Tag der Behandlung mit Chlordioxid negativ.

Das Fazit der Forscher: »Wir können ohne Zweifel bestätigen [...], dass Chlordioxid bei der Behandlung von Covid-19 wirksam ist und den PCR-Test in 100 Prozent der Fälle nach 7 Tagen negativ macht, die Symptome der Krankheit signifikant und schnell verändert und die Laborparameter innerhalb von 14 bis 21 Tagen deutlich auf Normalwerte reduziert.«

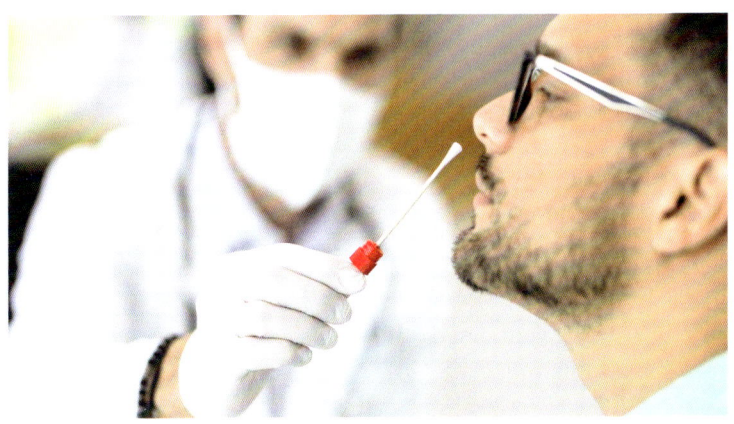

Geht man davon aus – wie vielfach von Wissenschaftlern einschließlich Kary Mullis, dem Erfinder des PCR-Tests dokumentiert –, dass der Test auch auf andere Viruspartikel wie Influenza anspricht, bedeutet dieses Ergebnis, dass die Behandlung mit CDL einen insgesamt verbesserten Gesundheitsstatus bewirkt hat.

In Bolivien wurde die Verwendung von wasserlöslichem Chlordioxid zur Vorbeugung und Behandlung von Covid-19 Anfang August 2020 per Gesetz zugelassen, möglicherweise aufgrund der oben genannten Studie. Viele Menschen begannen daraufhin, CDL einzunehmen. In der Folge zeigte sich ein sehr deutlicher Rückgang der Krankheits- und Todesfälle, ohne dass mit Sicherheit gesagt werden kann, dass CDL für diesen Rückgang verantwortlich ist. Die Aufmerksamkeit, die CDL dadurch erhielt, führte dazu, dass offiziell massiv vor dem Gebrauch von CDL gewarnt wurde, woraufhin sich der Verbrauch stark verringerte. Parallel dazu stieg die Zahl der Corona-Fälle.

Im Juni 2021 wurde eine bahnbrechende Studie der Firma Taiko Pharmaceutical in *Annals of Pharmacology and Pharmaceutics* veröffentlicht. Ziel der Studie war herauszufinden, ob Chlordioxid die Bindung der Spikeproteine an ACE2-Rezeptoren hemmt. Falls das der Fall wäre, würde damit der Infektionsweg des Virus unterbrochen. Das Forscherteam führte Experimente mit den britischen und südafrikanischen Varianten durch und stellte fest, dass Chlordioxid in wässriger Lösung, also CDL, diese Bindung tatsächlich verhindert. Das lässt den Schluss zu, so die Wissenschaftler, dass die Übertragung von SARS-CoV-2-Viren durch CDL blockiert werden kann. Die aktuelle Studie ist besonders interessant, weil Taiko

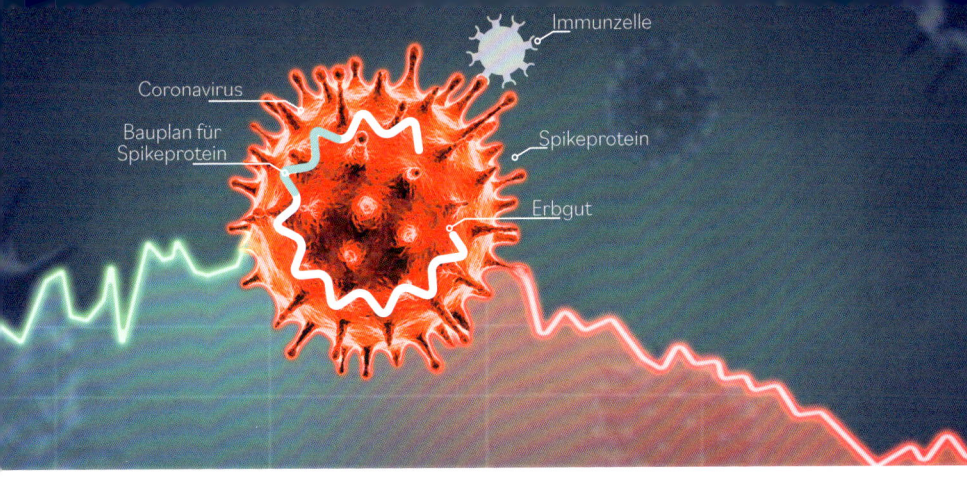

Immunzelle

Coronavirus

Bauplan für
Spikeprotein

Spikeprotein

Erbgut

Pharmaceutical bereits im Jahr 2005 ein Patent zur Behandlung von Atemwegsinfektionen mit Chlordioxid angemeldet hat.[25]

Und hier noch Empfehlungen hinsichtlich der auf Chlordioxid basierenden Desinfektion zur Vorbeugung gegen Covid-19 von offiziellen Stellen:

Auf der Internetseite der IATA (International Air Transport Association) findet sich ein Dokument der chinesischen Luftfahrtbehörde CAAC mit dem Titel »Preventing Spread of Coronavirus Disease 2019 (Covid-19): Guideline for Airports«.[26] Darin wird unter anderem eine Chlordioxidlösung mit 250 ppm als Sprühdesinfektion, Oberflächendesinfektion und die Desinfektion der Raumluft empfohlen.

Die US-Umweltschutzbehörde EPA hat eine Liste mit Desinfektionsmitteln gegen SARS-CoV-2 herausgegeben, die einige auf Chlorbasis bestehende Produkte beinhaltet und mit dem Kommentar versehen ist: »Die EPA geht davon aus, dass die Produkte der Liste N alle Stämme und Varianten des Coronavirus SARS-CoV-2

(Covid-19) abtöten, wenn sie gemäß den Anweisungen auf dem Etikett verwendet werden.«[27]

Am 21. Oktober 2014 veröffentlichte das militärische Forschungszentrum der US-Army in Natick, Massachusetts, einen noch heute viel zitierten Artikel über ein neues Patent, bei dem Chlordioxidgas verwendet wurde, um die medizinischen Instrumente für die Behandlung von Ebolapatienten zu desinfizieren.[28] Das patentierte Mittel wurde von ClorDiSys, einem Tochterunternehmen des Pharmariesen Johnson & Johnson, entwickelt. ClorDiSys entwickelte noch weitere Produkte auf Chlordioxidbasis (*www.clordisys.com*). Im erwähnten Artikel heißt es:

»Chlordioxid ist ein gelbgrünes Gas mit einem schwachen Geruch, der dem von Chlorbleiche ähnelt, aber sonst sehr unterschiedlich ist. Es ist seit den frühen 1900er-Jahren als Desinfektionsmittel bekannt und wurde von der US-Umweltbehörde EPA für viele Anwendungen zugelassen.

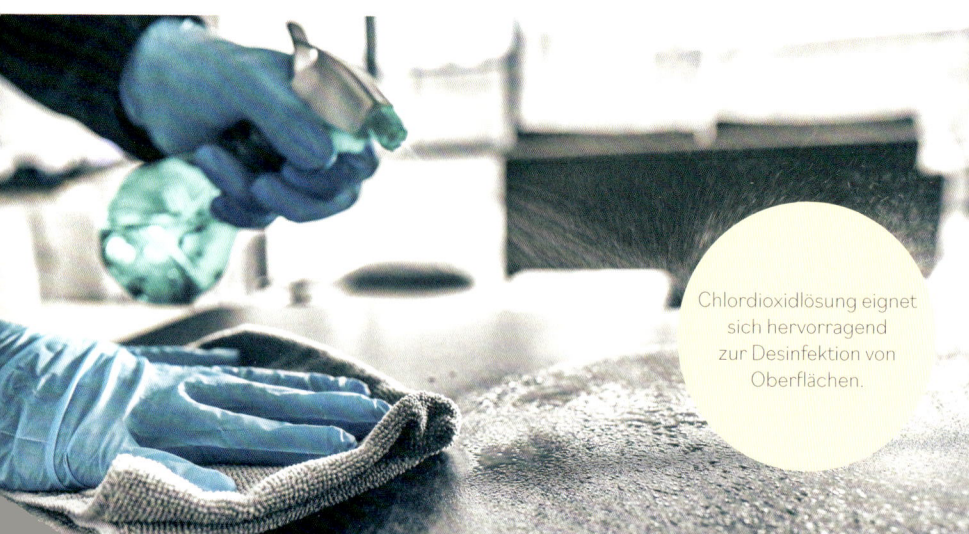

Chlordioxidlösung eignet sich hervorragend zur Desinfektion von Oberflächen.

Zu Beginn des neuen Jahrtausends wurde die Wirksamkeit von ClO_2 bestätigt. In den Wochen nach den Anschlägen vom 11. September 2001, als Terroristen Anthrax (Milzbrand) in Briefen an Beamte verschickten, setzten Gefahrenabwehrteams ClO_2 ein, um das Hart Senate Office Building und die Brentwood Postal Facility zu dekontaminieren.«

Und weiter:

»**Chlordioxid ist ein breit angelegtes Biozid, das Sporen, Bakterien, Viren und Pilze abtötet. Bislang hat sich kein Organismus, der gegen ClO_2 getestet wurde, als resistent erwiesen. Laut Doona wurde es effektiv zur Abtötung von bakteriellen Sporen eingesetzt, die viel schwieriger abzutöten sind als Viren, wie zum Beispiel Ebola.«**

CDL bei Krebs

1931 erhielt der große Krebsforscher Dr. Otto Warburg den Nobelpreis für Medizin für den Nachweis, dass Krebszellen in einem basischen, sauerstoffreichen Umfeld nicht überleben können. 1923 hatte Warburg lebende Zellen von der Sauerstoffversorgung isoliert, worauf sie in einen Gärungsstoffwechsel umschalteten und entarteten. Die Gärung führte zu einer erhöhten Aufnahme von Glukose und zur Bildung linksdrehender Milchsäure. Im Gegensatz zu rechtsdrehender Milchsäure kann linksdrehende vom menschli-

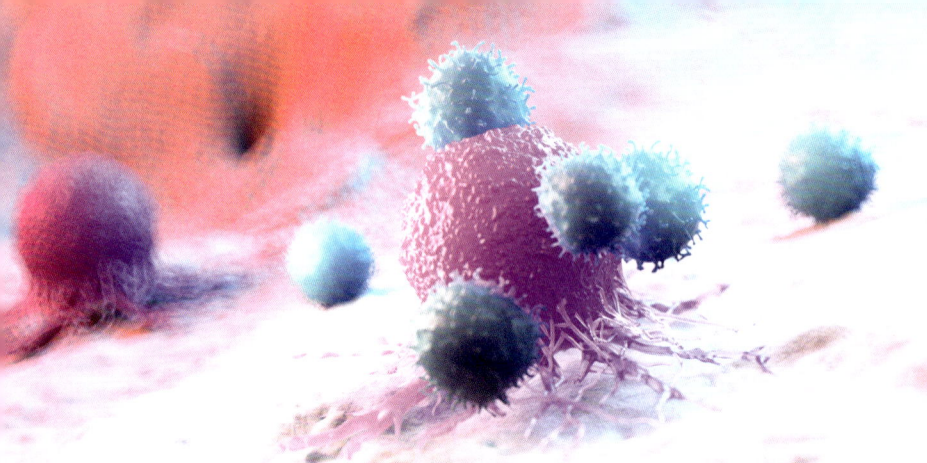

chen Körper nur schlecht abgebaut werden und zu Übersäuerung führen. Unser Körper bildet selbst vor allem rechtsdrehende Milchsäure, die schnell und leicht von der Leber verstoffwechselt werden kann. Die anaerobe (sauerstofffreie) Gärung ist charakteristisch für Krebs.[29] 1967 schrieb Warburg: »In wenigen Worten zusammengefasst, ist die letzte Ursache des Krebses der Ersatz der Sauerstoffatmung der Körperzellen durch eine Gärung (führt zur Bildung von Gärungs- beziehungsweise Linksmilchsäure). Alle normalen Körperzellen beziehen ihren Energiebedarf aus der Sauerstoffatmung, die Krebszellen allein können ihren Energiebedarf jedoch vollständig aus der Gärung decken (Gärungsstoffwechsel).«

Warburg beobachtete außerdem, dass die Anzahl der Mitochondrien in Krebszellen auffallend niedriger war, wodurch die Zellen deutlich weniger Energie herstellen konnten, und das, obwohl Krebszellen mehr Glukose (Zucker) aufnehmen.[30] Vereinfacht ausgedrückt, steht den Kraftwerken der Zellen, den Mitochondrien, keine Glukose mehr zur Verfügung, weil sie nur noch für die alkoholische Gärung verwendet wird. Es entstehen Vergiftungsherde mit Zellgiften. Mehr als 70 Jahre später gelang es einem Forscherteam der Universität Jena und des Deutschen Instituts für Ernährungsforschung Potsdam-Rehbrücke, Warburgs Hypothese zu beweisen.[31] Der sogenannte Warburg-Effekt ist inzwischen Gegenstand zahlreicher Untersuchungen.

Wenn Krebszellen Sauerstoff zugeführt wird, hören sie auf zu wachsen, weil ihrem anaeroben Stoffwechsel plötzlich mehr Sauerstoff zur Verfügung steht. Durch den Sauerstoff beginnen sie, einen oxidativen Stoffwechsel zu betreiben, das heißt, wieder in den aeroben Modus zu gehen, in dem die Energie über eine vollständige Zellatmung erzeugt wird. In der oben genannten Studie wurde das mitochondriale Protein Frataxin genutzt. Um die Zellen zu zwingen, Sauerstoff aufzunehmen. Dabei konnte auch bewiesen werden, dass die Sauerstoffverwertung von Krebszellen bis auf einen Wert zwischen der Hälfte und einem Zwanzigstel des normalen Wertes absinken kann (Seeger und Schacht 1937/38).

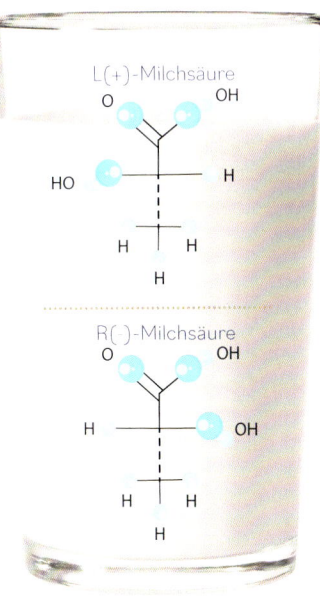

Eine Art der Tumorbehandlung ist, den Stoffwechsel der Krebszelle mit Sauerstoff in einen aeroben Zustand zu zwingen und ihn dadurch sozusagen zu vergiften. Als Gegenmittel zur linksdrehenden Milchsäure ist die Einnahme rechtsdrehender Milchsäure sinnvoll. Übersäuerung setzt das Krebsgeschehen in Gang und hält es am Laufen.

Was hat das alles mit CDL zu tun?

CDL versorgt die Zellen mit zusätzlichem Sauerstoff (siehe Kapitel »CDL im Blut – Was geschieht nach der Einnahme?«, S. 74) und kann so den programmierten Tod von Krebszellen (Apoptose) auslösen. Der zusätzliche Sauerstoff regt die Funktion der Mitochondrien an und sorgt für mehr Energie und Leistungsfähigkeit der Zellen. Außerdem reduziert CDL die Übersäuerung des Körpers.

Eine weitere krebsauslösende Komponente können schädliche Mikroben sein, die von CDL wirksam zerstört werden. Auch wenn es bisher keine aussagekräftige Zahl an Studien gibt, die diese Zusammenhänge untersucht haben, kann CDL eine wirksame Beigabe zur Krebsbehandlung darstellen.

CDL kann den alkalischen, intrazellulären pH-Wert von Krebszellen absenken. Im Gegensatz zu gesundem Gewebe ist der pH-Wert außerhalb der Zelle beim Krebsgeschehen sauer, während der intrazelluläre Wert leicht basisch ist. Das saure Milieu im Umfeld der Zelle treibt das Tumorwachstum an. In einer Veröffentlichung vom Oktober 2017 im *Journal of Cancer Treatment & Diagnosis* untersuchte Laurent Schwartz vom Krankenhausverbund »Assistance Publique – Hôpitaux de Paris« die Hypothese, nach der Chlordioxid den alkalinen pH-Wert in den Zellen absenkt. Hier sein Bericht über den Selbstversuch eines Patienten.

Selbstversuch bei Adenokarzinom

In diesem Artikel berichtet Laurent Schwartz von einem ersten Patienten mit einem metastasierten Adenokarzinom der Bauchspeicheldrüse, der aus eigenem Antrieb beschlossen hatte, eine Chemotherapie abzulehnen und sich stattdessen mit Linolsäure und

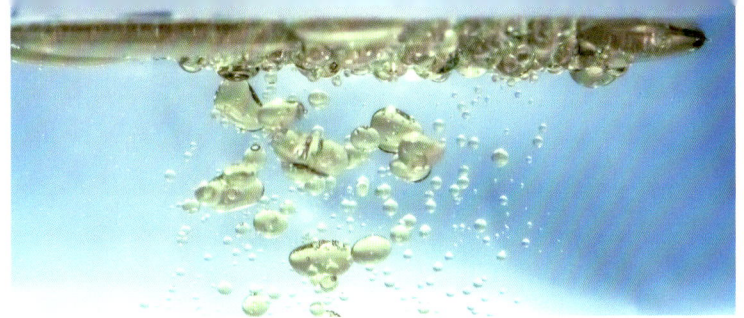

Hydroxycitrat in Kombination mit der Einnahme von Chlordioxid zu behandeln. »Seine Bluttests und radiologischen Untersuchungen haben sich nahezu normalisiert, und die Krankheit ist nach 18 Monaten stabil. Bei einem anderen Patienten mit hormonresistentem metastasierendem Prostatakrebs kam es zu einem starken Rückgang des PSA-Wertes und zu einer Verbesserung seines Gesundheitszustandes. Aus der umfangreichen Literaturrecherche geht hervor, dass der Wirkmechanismus von Chlordioxid unbekannt ist. Es ist unsere Hypothese (wenn auch unbewiesen), dass Chlordioxid zu einer Ansäuerung des alkalischen pH-Werts der Krebszellen führt.«[32]

Zum Abschluss seien hier noch die Patente WO2016074203A1 von 2014 und US10463690B2 von 2017 erwähnt. Bei WO2016074203A1 geht es um einen Zellapoptose-Induktor, der Chlordioxid enthält, und seine Verwendung zur Herstellung von Kosmetika oder Anti-Aging- oder antineoplastischen Arzneimitteln (Arzneimittel, die gegen bösartige Tumoren gerichtet sind). US10463690B2 bezieht sich auf Mittel, die Chlordioxid in »wirksamer Menge« enthalten und dem Patienten einmal oder mehrmals direkt in den Tumor injiziert werden. Laut Beschreibung wird der Tumor somit nach einer einzigen oder nach mehreren Injektionen wirksam beseitigt, und zwar ohne Remission.[33]

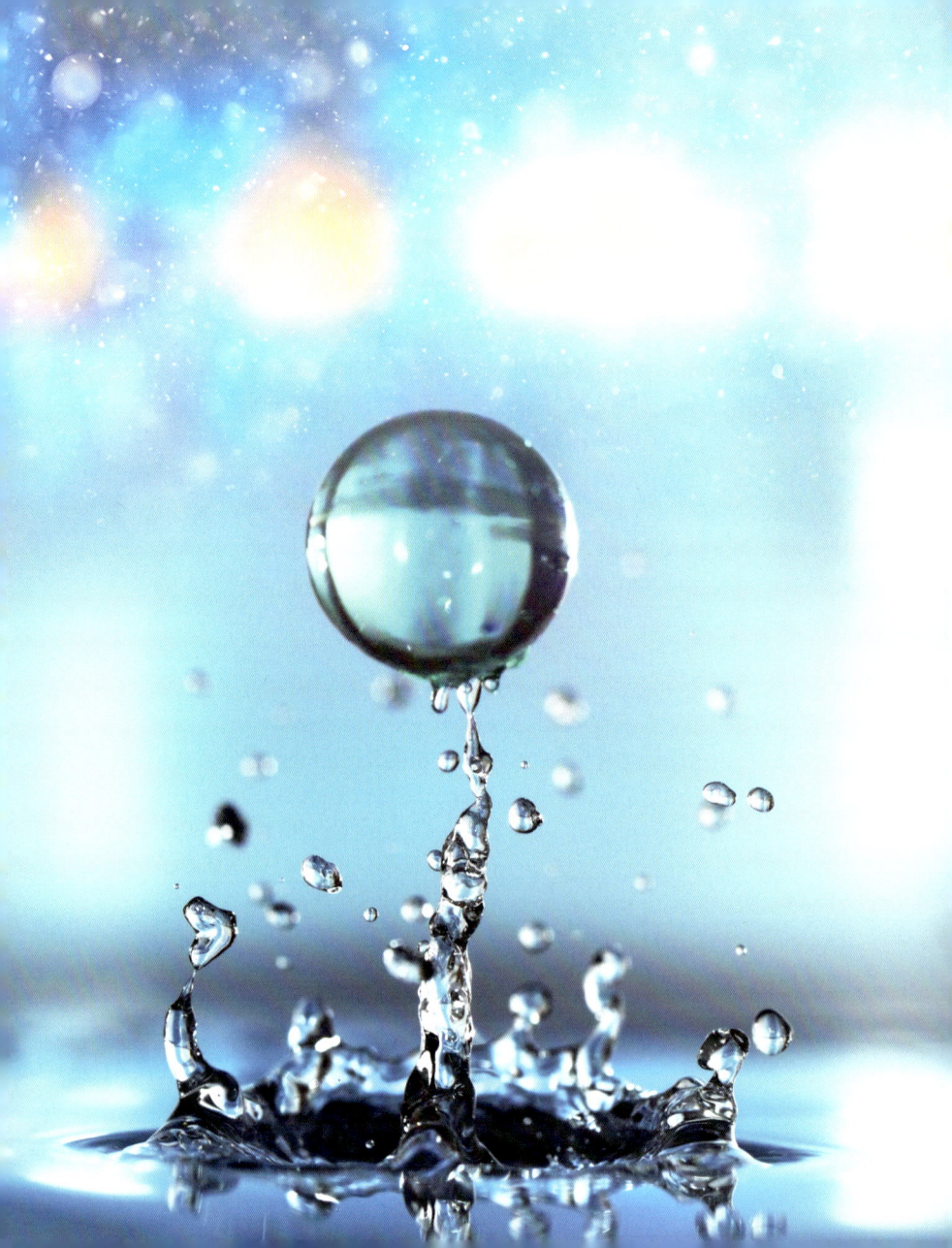

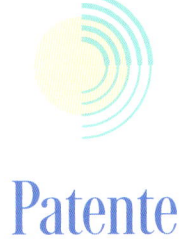

Patente

Für Anwendungen mit Chlordioxid (ClO$_2$) wurden weltweit zahlreiche Patente angemeldet. Mehr als 8000 waren es gemäß der Datenbank PubChem bis zum Oktober 2020. Die Patente beziehen sich auf Verfahren zur Desinfektion von Blut und Blutkonserven, zur Bekämpfung von Bakterien, Viren und Pilzen bei Hauterkrankungen oder auf Oberflächen, zur Vorbeugung und Behandlung von Mundgeruch, zur schnelleren Wundheilung bei Mensch und Tier sowie zur Entkeimung von Lebensmitteln wie Geflügel, Fleisch, Fisch und Meeresfrüchten, Obst und Gemüse. Auch in Aquarien wird Chlordioxid ohne negative Auswirkungen eingesetzt.

Wenn Sie den Abschnitt »In Ungarn war CDL zur medizinischen Verwendung zugelassen« (S. 46) gelesen haben, wissen Sie: Prof. Dr. Zoltán Noszticzius und seine Kollegen von der Technischen und Wirtschaftswissenschaftlichen Universität Budapest haben mit Solumium® ganz eindeutig ein wertvolles Mittel entwickelt, zum Beispiel in der Zahnheilkunde. In einem Informationsblatt für Zahnärzte machen die Forscher deutlich, dass chlordioxidhaltige Mundwässer im Gegensatz zu Mundwässern, die Chlorhexidin enthalten, Zunge und Zähne nicht verfärben und auch bei Langzeitgebrauch keine Nebenwirkungen verursachen. Diese Angaben dürfen nach der neuen Verschreibungsklassifizierung nicht mehr gemacht werden (siehe S. 46–47)

Es finden sich eine ganze Reihe Patentanmeldungen zum klinischen Einsatz von Chlordioxid, so das Patent US6086922A zur Behandlung von Aids durch Injektion oder Infusion (1992).[34] 5 Jahre früher, 1987, wurde das Patent für die Vermarktung eines Produkts zur Bekämpfung von Bakterien, Pilzen und Viren bei Hauterkrankungen vergeben, und 1989 erhielt die Firma Oxo das Patent US4851222 für die Vermarktung eines Produkts zur Regeneration des Knochenmarks. Unter EP1955719B1 wurde Chlordioxid 2005 zur Behandlung von Atemwegsinfektionen von der Firma Taiko Pharmaceutical Co., Ltd. patentiert.[35] Die beiden Patente US8029826B2 (2006) und US8029826B2 (2011) wurden für die

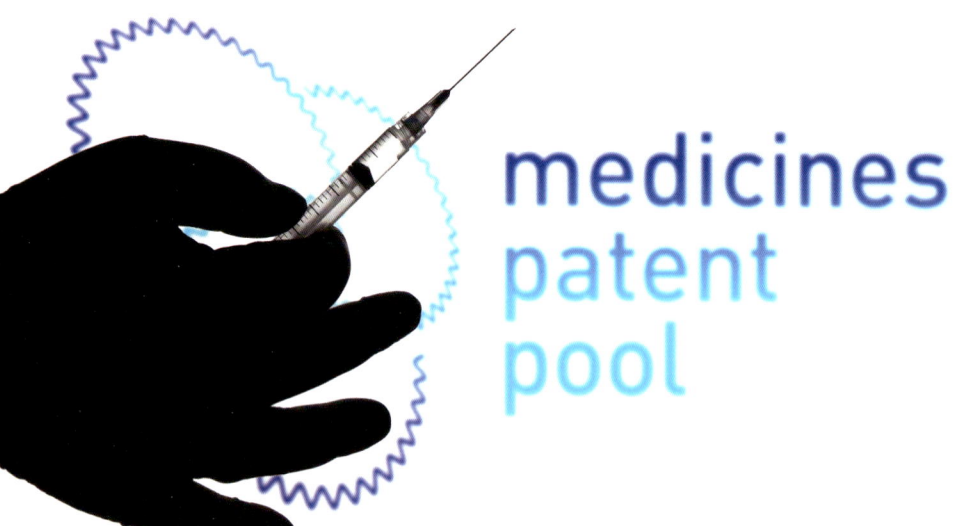

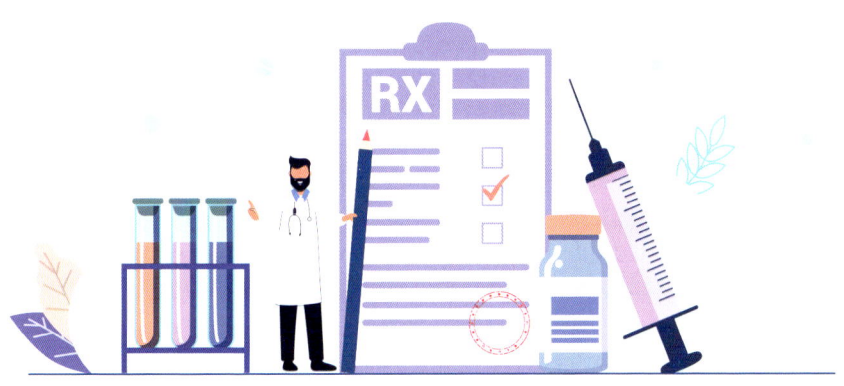

Behandlung neurodegenerativer Erkrankungen vergeben.[36] Weitere Patente beziehen sich auf die Vermarktung eines Produkts zur Prophylaxe und Behandlung bakterieller Infektionen, insbesondere bei Mastitis (Brustdrüsenentzündung, US5252343), und zum Einsatz bei Mundgeruch (US6251372). Interessant ist auch das Patent WO2016074203A1 von 2014. Es bezieht sich auf die Herstellung eines auf Chlordioxid basierenden Mittels, das als »Zellapoptose-Induktor-Kit« bezeichnet wird (Einleitung des programmierten Zelltodes von Krebszellen, siehe auch im Kapitel über Krebs). 2016 erschien das Patent US20190015445A1 zu chlordioxidhaltigen Injektionslösungen für Stammzellregeneration, Anti-Tumor und Anti-Aging.[37] 2017 folgte das Patent US10105389B1 zur Behandlung von Tumoren.[38] Im Mai 2020 berichtete *NP Politaia* über dieses Patent unter dem Titel »Fast unbekannt: Patent zur Behandlung von Krebstumoren« und mit dem Kommentar »Dieser Report wird der Pharmaindustrie ganz und gar nicht schmecken […]«. Im Artikel wird das Abstract des Patents zitiert: »Die Chlordioxid-Zusammensetzungen werden direkt in den Krebstumor injiziert und der Tumor wird dann über einen Zeitraum von einem bis zu mehreren Tagen oder bis zu einigen Wochen, oft aber nach einer einzigen Injektion, manchmal auch nach mehreren Injektionen, wirksam aus dem Patienten oder Probanden entfernt. Häufig reicht bereits eine erste Injektion aus, in seltenen Fällen sind wenige weitere Injektionen nötig, um den Krebstumor aufzulösen. Häufig wird der Krebs in einem Zeitraum von nicht mehr als einigen Tagen bis maximal 2–3 Monaten beseitigt und tritt nicht wieder auf.«[39]

Der Biophysiker und Forscher Andreas Kalcker begann vor 14 Jahren mit Untersuchungen zur Anwendbarkeit von Chlordioxid und seinen Verdünnungen. In dieser Zeit entwickelte er vier Patente, von denen drei veröffentlicht wurden und das vierte zur Genehmigung angemeldet ist: ein Patent für eine pharmazeutische Zusammensetzung zur Behandlung innerer Entzündungen (Kalcker, 2017), ein Patent für eine pharmazeutische Zusammensetzung zur Behandlung akuter Vergiftungen (Kalcker, 2017), ein Patent auf einen pharmazeutischen Wirkstoff zur Behandlung von Infektionskrankheiten (Kalcker, 2017) und das Patent zur Verwendung von CDL für Coronavirus Typ 2 (Kalcker, 2020).

Dies ist nur ein Ausschnitt der Patente, und es ist doch verwunderlich, dass all diese Firmen die Mühen und Kosten einer Patentierung nicht gescheut haben, wenn Chlordioxid nicht hält, was es laut ihren Untersuchungsergebnissen verspricht.

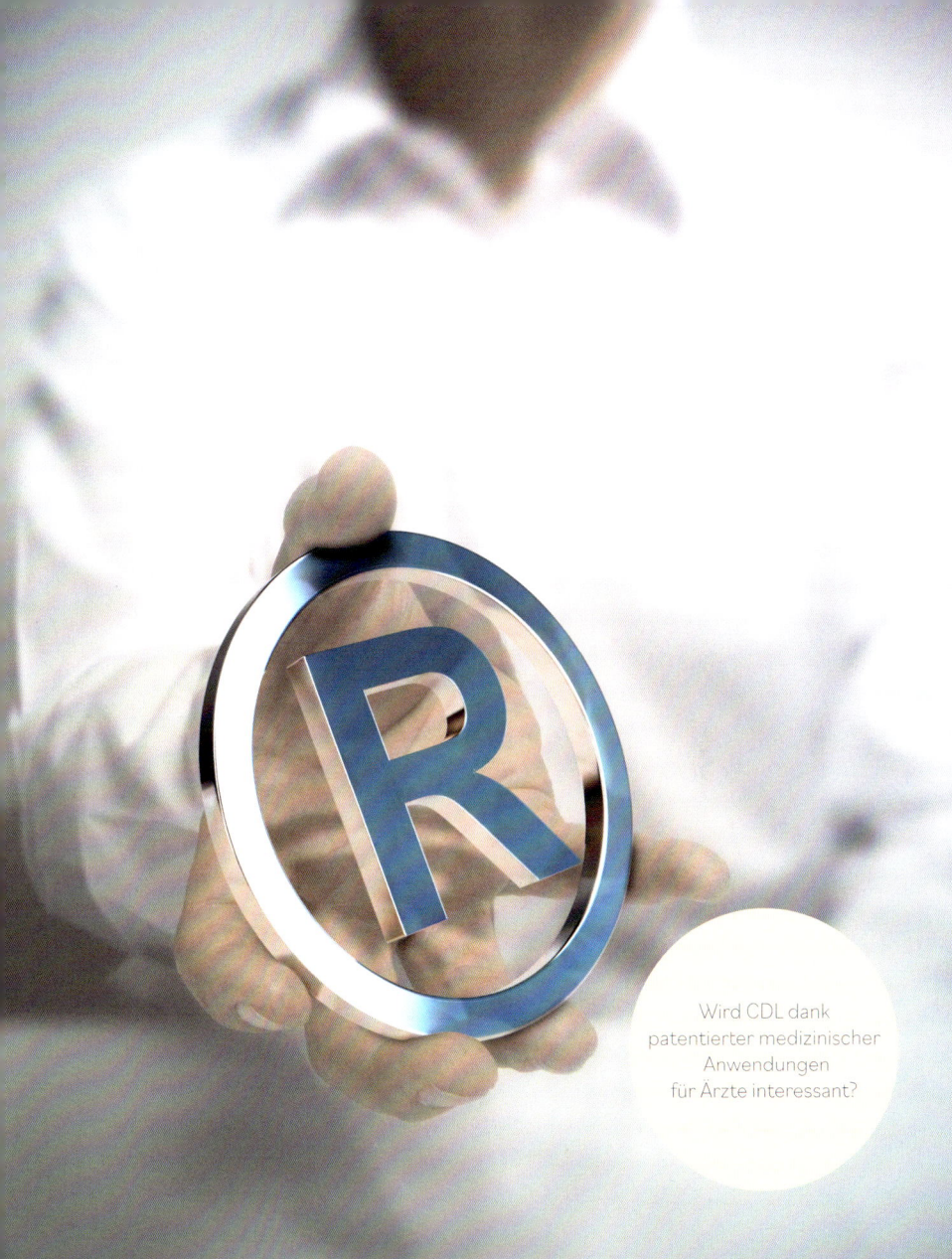

Wird CDL dank
patentierter medizinischer
Anwendungen
für Ärzte interessant?

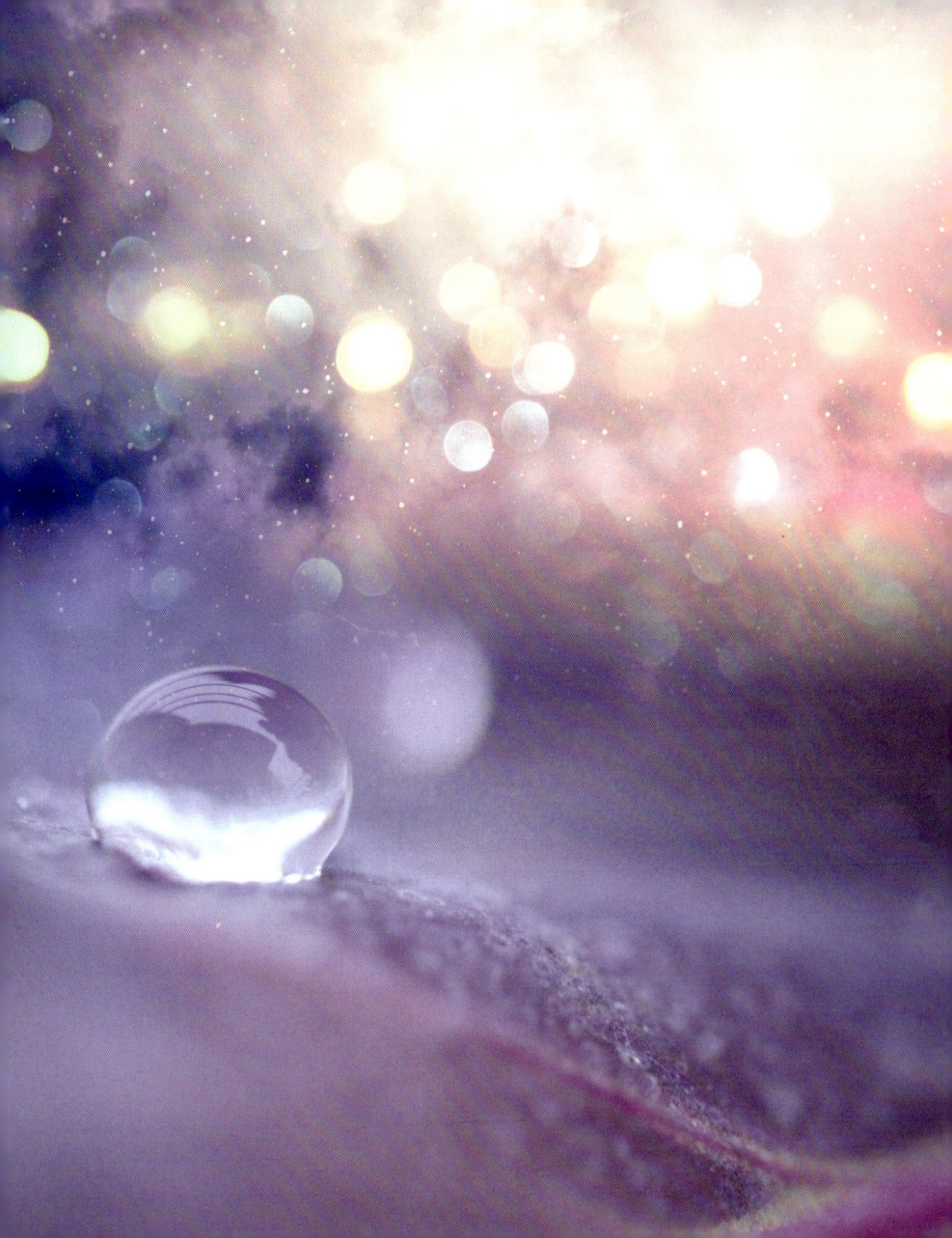

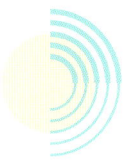

In Deutschland bisher nicht zugelassen

Erstaunlich, nicht? In Deutschland ist CDL noch immer nicht zugelassen, trotz der großen Zahl an Anwenderberichten, der Zulassung in Ungarn, der Auszeichnung der Schwedischen Handelskammer (GRAN-Preis) und zahlreicher Studien, aktuell auch zu SARS-CoV-2. CDL ist billig und für jeden zugänglich. Es lässt sich nicht patentieren. Was also könnte daran für die Pharmaindustrie und mit ihr die Zulassungsbehörde BfArM interessant sein?

»Damit ein Arzneimittel in Verkehr gebracht werden kann, benötigt es eine Zulassung oder Registrierung«, heißt es auf der Internetseite des Bundesinstituts für Arzneimittel und Medizinprodukte. »Dazu müssen die Pharmazeutischen Unternehmer beim BfArM einen entsprechenden Antrag stellen.«

Wer CDL anwenden möchte, muss es deshalb eigenverantwortlich tun. Es kann weder verschrieben werden noch dürfen es Ärzte oder Heilpraktiker empfehlen, ohne sich strafbar zu machen.

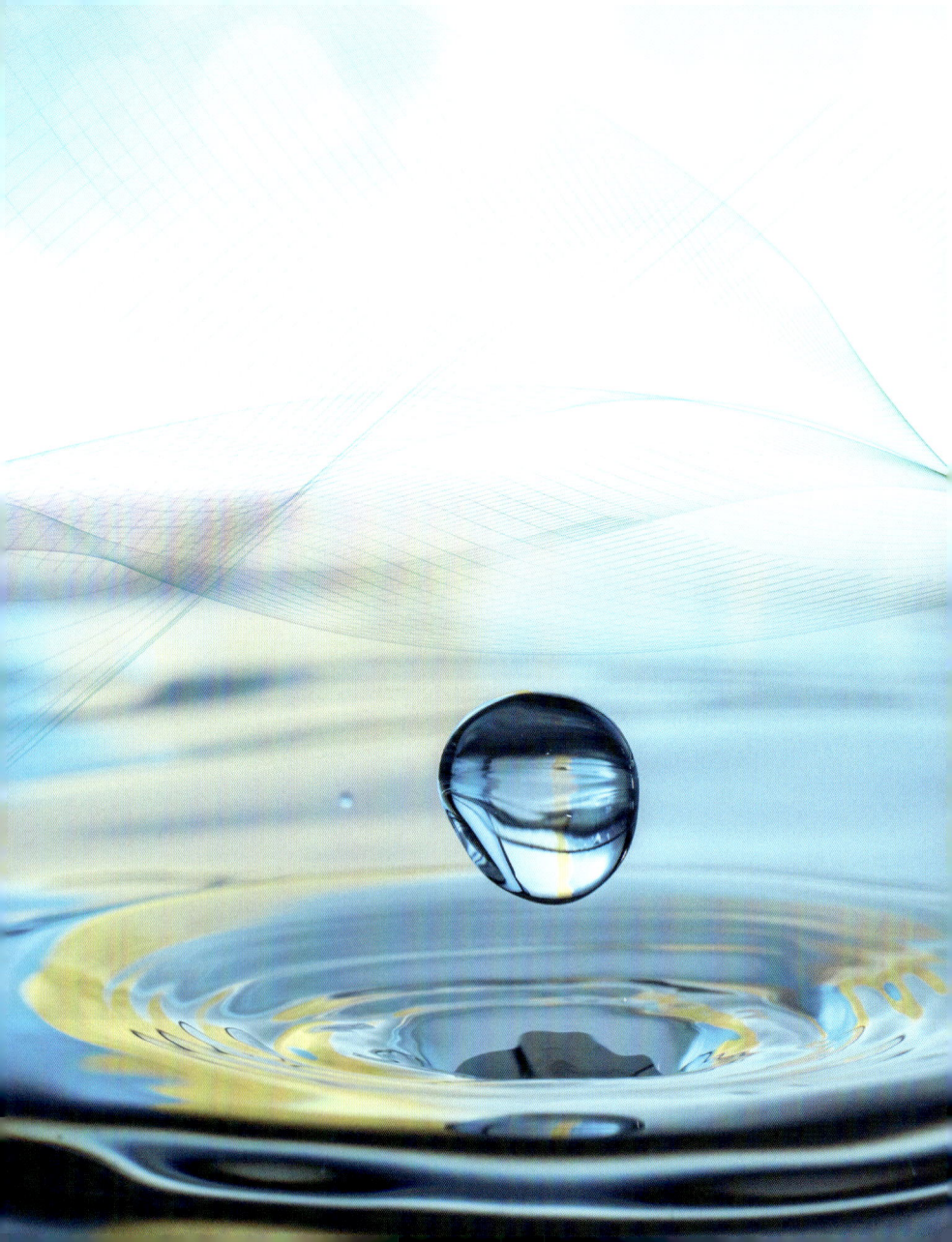

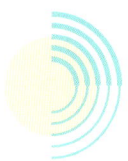

Deklaration von Helsinki: ethische Grundsätze für die medizinische Forschung am Menschen

Der Weltärztebund (World Medical Association, WMA) hat mit der Deklaration von Helsinki eine Erklärung ethischer Grundsätze für medizinische Forschung am Menschen, einschließlich der Forschung an identifizierbaren menschlichen Materialien und Daten, entwickelt.

Artikel 37 der Deklaration von Helsinki befasst sich mit nicht nachgewiesenen Interventionen in der klinischen Praxis, wo es heißt: »Bei der Behandlung eines einzelnen Patienten, für die es keine nachgewiesenen Maßnahmen gibt oder andere bekannte Maßnahmen unwirksam waren, kann der Arzt nach Einholung eines fachkundigen Ratschlags mit informierter Einwilligung des Patienten oder eines rechtlichen Vertreters eine nicht nachgewiesene Maßnahme anwenden, wenn sie nach dem Urteil des Arztes hoffen lässt, das Leben zu retten, die Gesundheit wiederherzustellen oder Leiden zu lindern. Diese Maßnahme sollte anschließend Gegenstand von Forschung werden, die so konzipiert ist, dass ihre Sicherheit und Wirksamkeit bewertet werden können. In allen Fällen müssen neue Informationen aufgezeichnet und, sofern angemessen, öffentlich verfügbar gemacht werden.«

CDL ist ein solches nicht nachgewiesenes Mittel. Es wurde vielfach angewendet und müsste daher seit Langem Gegenstand der wissenschaftlichen Forschung sein. Stattdessen wird von der US-amerikanischen Gesundheitsbehörde verbreitet, dass Chlordioxid negative Auswirkungen auf die menschliche Gesundheit hat. Gesundheitseinrichtungen vieler Länder haben diese Mitteilung übernommen, ohne die Richtigkeit der Behauptungen zu überprüfen. Bei der Beschreibung der negativen Auswirkungen wird kein Hinweis darauf gegeben, ob sie tatsächlich auf CDL in einer Konzentration von 0,3 Prozent (3 Gramm pro Liter, 3000 ppm) zurückzuführen sind.[40, 41]

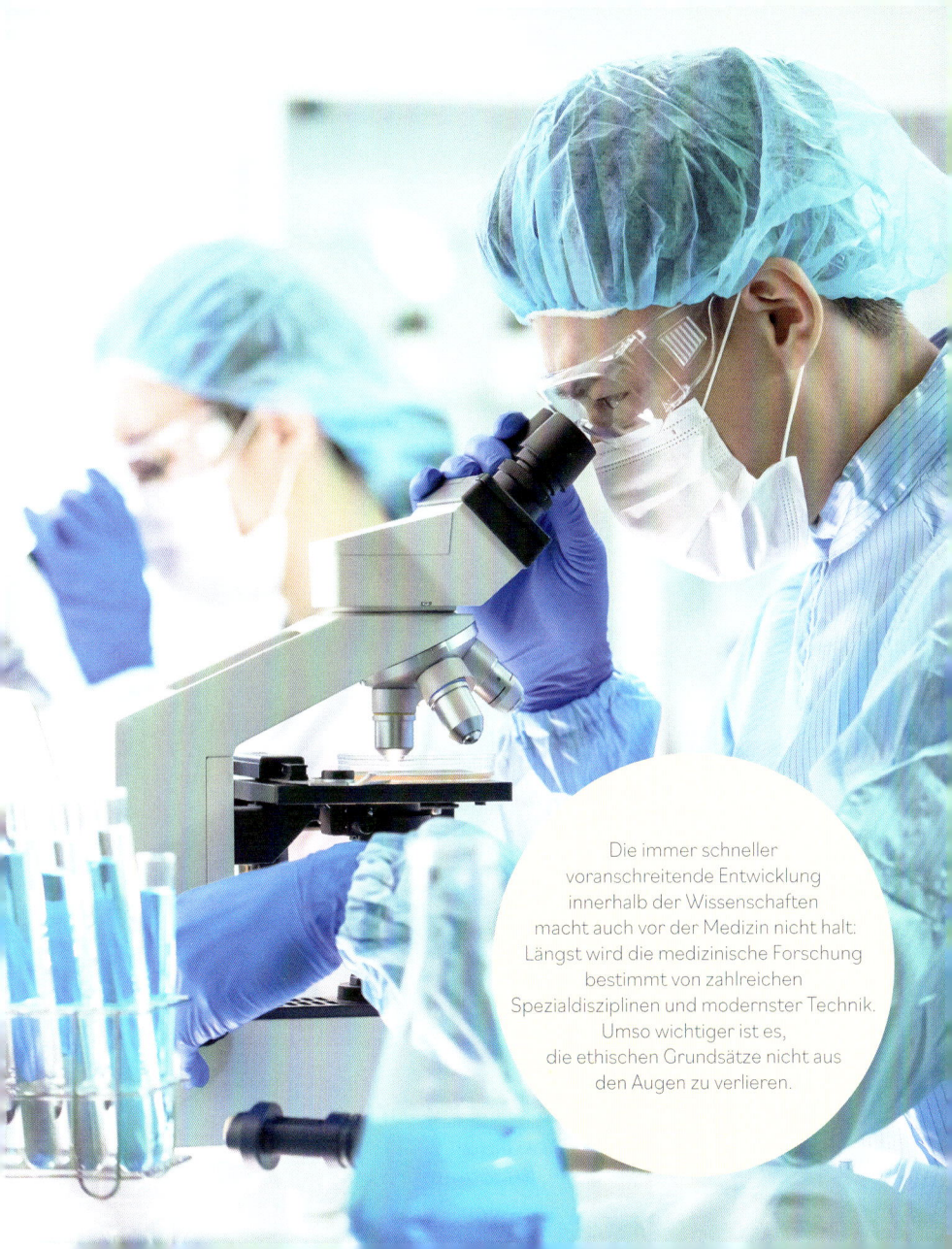

Die immer schneller
voranschreitende Entwicklung
innerhalb der Wissenschaften
macht auch vor der Medizin nicht halt:
Längst wird die medizinische Forschung
bestimmt von zahlreichen
Spezialdisziplinen und modernster Technik.
Umso wichtiger ist es,
die ethischen Grundsätze nicht aus
den Augen zu verlieren.

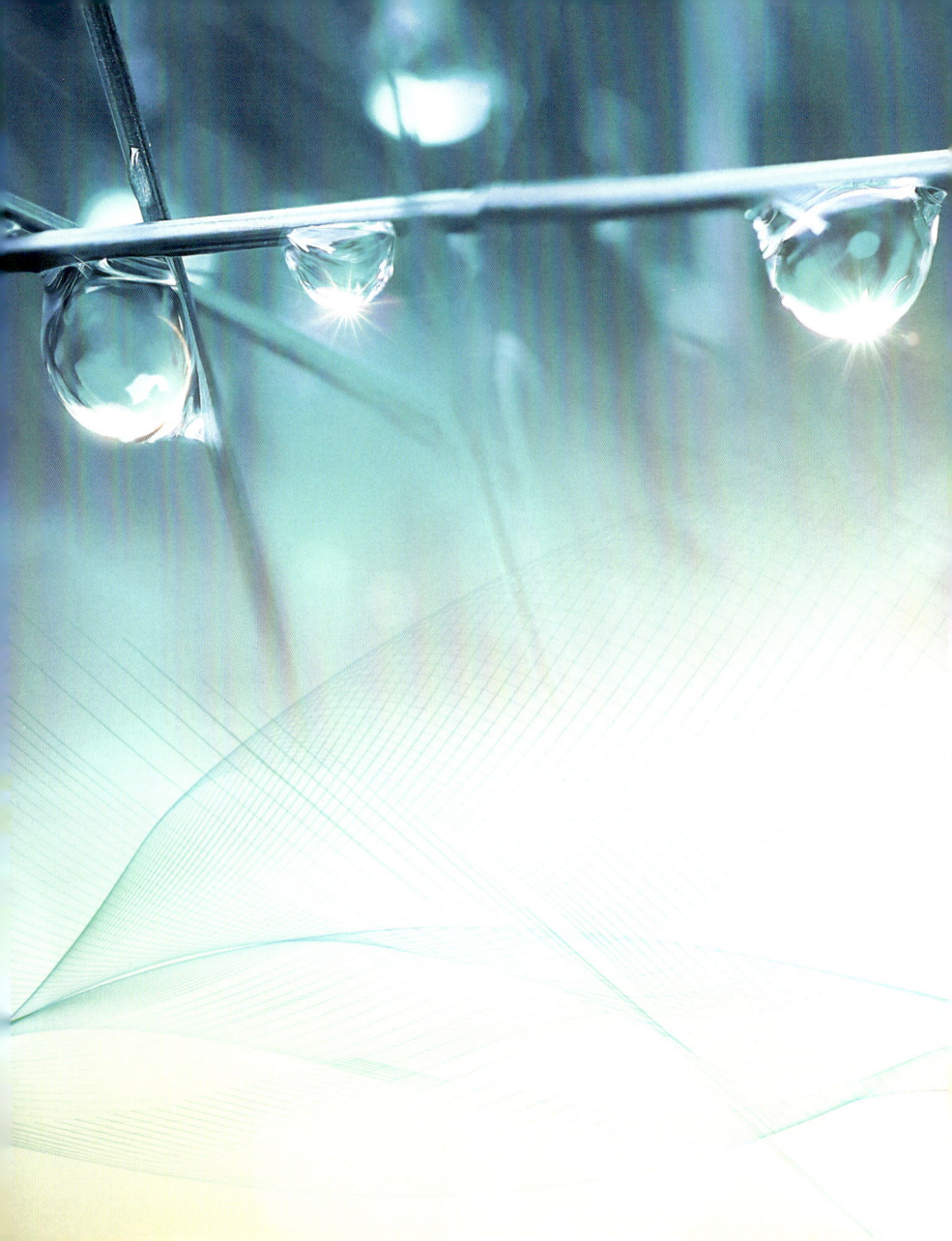

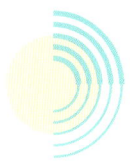

CDL in der Praxis:
Anwendung und Dosierung

Bitte beachten Sie: Die folgenden Anwendungs- und Dosierungshinweise sind Erfahrungswerte von Ärzten, Heilpraktikern und Anwendern, die CDL **eigenverantwortlich** angewendet haben. Für CDL gibt es in Deutschland bisher keine Zulassung als Medikament, obwohl bereits Patente dafür angemeldet wurden. Zugelassen ist CDL nur als Trinkwasserreinigungsmittel. Im Leitungswasser dürfen in Deutschland bis 0,2 Milligramm pro Liter Chlordioxid enthalten sein, in Österreich bis 0,5 Milligramm pro Liter. Alle Dosierungsangaben beziehen sich auf eine Konzentration von 0,3 Prozent (3000 ppm).

Generelle Tipps: Bitte sorgfältig lesen

- Die für den Menschen geeignete Chlordioxidlösung hat eine Konzentration von 3000 ppm (0,3 Prozent).

- Nehmen Sie niemals unverdünntes CDL ein! Es wirkt stark ätzend und kann große Schäden anrichten. Wenn Sie die aktivierte Lösung pur in ein Glas gießen, werden Sie einen intensiven Chlorgeruch bemerken, der zeigt, dass das Chlordioxid entweicht. In Wasser verdünnt, wird CDL haltbar, denn das Chlordioxid entweicht nur langsam. Die Wirksamkeit lässt mit abnehmendem Chlordioxidgehalt allmählich nach.

- Aktivierte Chlordioxidlösung verliert monatlich etwa 10 Prozent ihrer Wirksamkeit, bei korrekter Lagerung im Kühlschrank etwas weniger.

- Nehmen Sie CDL in möglichst reinem Wasser ein, da sich sonst ein Teil bereits zur Wasserdesinfektion verbraucht. Sehr gut eignet sich Osmosewasser, aber auch stilles Mineralwasser oder abgekochtes Leitungswasser können verwendet werden.

- Trinken Sie viel, wenn Sie CDL einnehmen. So helfen Sie Ihrem Körper dabei, die neutralisierten Schadstoffe zu eliminieren. Optimal ist Osmosewasser (gereinigtes Wasser), das besonders viele Stoffe aufnehmen kann, oder stilles Mineralwasser.

- Verwenden Sie zum Ansetzen ein fest verschließbares Glasgefäß und zum Verrühren einen Edelstahllöffel oder Glasstab beziehungsweise einen Löffel aus Glas, keinen Kunststoff.

- Verwenden Sie ein gut verschließbares Gefäß für das CDL-Getränk, damit das Chlordioxid nicht laufend entweichen kann.

- Verwenden Sie eine Glasflasche, wenn Sie CDL selbst herstellen wollen, keinesfalls eine PET-Flasche (Laborflasche).

- Der Flaschenverschluss sollte aus Hart-Polyethylen (HDPE) sein, ein Kunststoff, der nicht angegriffen wird.

- Lagern Sie CDL immer im Kühlschrank, da es bei 11 °C in den gasförmigen Zustand übergeht und entweicht. Nur ungeöffnete Chlordioxidflaschen können auch bei Raumtemperatur gelagert werden. Da der Kühlschrank meist häufig geöffnet wird, ist es optimal, die Flasche auch im Kühlschrank in einem Behälter aufzubewahren.

- Falls CDL unverdünnt auf die Haut gelangt, sollten Sie es sofort abwaschen.

- Kleidungsstücke bleichen aus, wenn sie mit CDL in Kontakt kommen, vor allem wenn es unverdünnt ist.

- Naturgemäß können Vitamin C und andere kraftvolle Antioxidantien wie Glutathion die Wirkung abschwächen, da sie dem Oxidationsprozess entgegenwirken. Daher sollten Sie Vitamin C und andere Antioxidantien nicht zeitgleich oder in zeitlicher Nähe mit CDL einnehmen. Das gilt auch für Vitamin-C-haltige Getränke. 1 Stunde sollte in jedem Fall dazwischenliegen.

- CDL oxidiert den starken Radikalfänger Glutathion zu Glutathiondisulfid, das der Körper problemlos wieder auf Glutathion reduzieren kann.[42]

- CDL kann bei Babys, Kindern und Erwachsenen, ja sogar Schwangeren, eingesetzt und vom Fachmann auch intravenös verabreicht werden. Die Dosierung muss entsprechend angepasst werden.

- Laut Andreas Kalcker können Schwangere nach dem 3. Monat pro Tag bis maximal 24 Tropfen CDL statt eines Antibiotikums nehmen.

- CDL wirkt auch bei Tieren und Pflanzen.

- Kinder dürfen keinen Zugang zu CDL haben.

- CDL kann verdünnt in Wasser eingenommen oder als Spray, Badezusatz, Mundspülung, Augentropfen und Einlauf angewendet werden.

- Achtung: Aktiviertes, unverdünntes CDL kann schwere Augenreizungen und andere Verätzungen hervorrufen!

- Setzen Sie CDL 2 Wochen vor einer Operation ab.

- Nehmen Sie Medikamente grundsätzlich nur im Abstand von etwa 2 Stunden nach der Einnahme von CDL ein.

- Besprechen Sie, wenn Sie blutverdünnende Medikamente wie zum Beispiel Aspirin oder Marcumar einnehmen, mit Ihrem Arzt, ob Sie dieses Medikament langsam reduzieren können, um dann auf CDL überzugehen. Lassen Sie in diesem Fall regelmäßig Ihre Blutgerinnungswerte kontrollieren.

- Mit Medikamenten, die die folgenden Stoffe enthalten, kann eine Wechselwirkung auftreten, wodurch die Wirkung von CDL (oder auch des Medikaments) verringert wird: Aldehyde, Anilin, Amine, Disulfide, Endiole, Phenole, Polyphenole, Sulfide, Thiole oder sogenannte Übergangsmetalle, zu denen auch Quecksilber zählt. Hier ist es besonders wichtig, einen Mindestabstand von 2 Stunden zwischen den Einnahmen einzuhalten.

- Obwohl von Erfolgen bei der Ausleitung von Quecksilber berichtet wird, kann die im vorherigen Punkt genannte Wechselwirkung die Oxidationskraft von CDL gegenüber Quecksilber schwächen. Dazu gibt es allerdings bisher nur Untersuchungen im Reagenzglas, nicht am Menschen, die diese Wirkung bestätigen. Unterstützen Sie Ihren Körper bei Quecksilberbelastung durch die zusätzliche Einnahme von Chlorella. Auch ein alkoholischer Auszug aus Koriander und Zeolith eignet sich. Alle genannten Mittel lösen auch andere Schwermetalle und Aluminium aus Geweben, Knochen und dem Nervensystem.

CDL zum Einnehmen

◉ Wählen Sie für den Einstieg eine sichere Anfangsdosis: Geben Sie 10 Tropfen CDL in 1 Liter Wasser und trinken Sie diese Mischung über den Tag verteilt in 8–9 Portionen mit jeweils etwa 1 Stunde Abstand.

◉ Wenn es Ihnen vom Tagesablauf her nicht möglich ist, etwa stündlich CDL einzunehmen, können Sie alternativ morgens vor dem Frühstück, ein- bis zweimal am Vormittag und ein- bis zweimal am Nachmittag CDL trinken. Beginnen Sie mit 1 Liter Wasser für Ihre Tagestropfenzahl. Nach einer Eingewöhnungszeit können Sie die Wassermenge bis zu 500 Milliliter reduzieren, falls die Einnahme so leichter in den Alltag zu integrieren ist.

◉ Wenn Sie Medikamente einnehmen, sollte der zeitliche Abstand zwischen der Einnahme von CDL und der Medikamenteneinnahme größer sein (etwa 2 Stunden, siehe Seite 111).

◉ Die Dosierung kann täglich um 4 Tropfen erhöht werden.

◉ Alternativ können Sie am Folgetag oder nach 2 Tagen die Dosierung bereits auf 20 Tropfen pro Liter erhöhen.

◉ Wenn Sie wissen, dass Sie sehr empfindlich reagieren, oder sich nicht sicher sind, welche Dosierung für Sie richtig ist, können Sie auch mit 2 Tropfen auf 1 Liter Wasser beginnen und die Dosis an den Folgetagen langsam steigern.

◉ Bei der Wahl der Dosierungserhöhung müssen Sie Ihrem eigenen Empfinden folgen. Wenn keine unangenehmen

Begleiterscheinungen auftreten, kann die Dosis erhöht werden. Wenn die Erkrankungssymptome nachlassen, ist das ein Hinweis darauf, die Dosierung nicht weiter zu erhöhen und die bis dahin gewählte Menge an CDL noch einige Tage aufrechtzuerhalten und sie dann langsam zu reduzieren.

- Selbstversuche berichten von einer Langzeitanwendung ohne schädliche Nebenwirkungen. Gehen Sie trotzdem achtsam mit Ihrem Körper um, und beenden Sie die Einnahme, wenn das Ihrem Empfinden entspricht. Sie können jederzeit wieder mit der Einnahme beginnen.

- Jim Humble empfiehlt in seinem CDL-Protokoll 101 eine Dosis von 10 Millilitern (200 Tropfen) auf 1 Liter. Diese Dosierung zum Einstieg kann allerdings stärkere Nebenwirkungen beziehungsweise Entgiftungserscheinungen hervorrufen. Im Kapitel »CDL – Bericht von einem Selbstversuch« (S. 45) finden Sie die Beschreibung eines Selbstversuchs, den Rainer Taufertshöfer über 5 Monate mit einer Einnahme von 50–100 Millilitern pro Tag unternommen hat, um eine schwere Krankheit zu heilen. Sein Kommentar: »SEHR, SEHR gut vertragen!«

- Wenn Sie CDL über den Tag verteilt trinken, wird das Blut immer wieder frisch mit CDL gesättigt. Das erhöht die Wirksamkeit auch gegen hartnäckige Mikroorganismen, die, wie beispielsweise Herpesviren, über ausgefeilte Verteidigungsstrategien verfügen, um sich vor Zerstörung zu schützen.

- Wenn Sie keinen aktuellen Anlass für die Einnahme haben, der ein schnelles, höher dosiertes Eingreifen verlangt, sorgt eine kontinuierliche, eher geringe Dosis wie zum Beispiel 10 Tropfen pro Liter und Tag für eine anhaltende Reinigung des Körpers, bei der auch hartnäckige Erreger zerstört und Schwermetalle langsam und ohne den Körper zu belasten ausgeleitet werden.

- Eine geringere Dosis senkt das Risiko für unerwünschte Nebenwirkungen wie Entgiftungserscheinungen. Sollten Nebenwirkungen auftreten, können Sie die Tropfenmenge reduzieren oder einen halben oder einen ganzen Tag aussetzen und dann neu beginnen.

- Jeder Mensch hat andere Voraussetzungen und damit einen anderen Bedarf. Es liegt in Ihrer Verantwortung, die für Sie geeignete Dosis auszutesten und sie flexibel anzupassen.

- Wenn sich die Krankheitssymptome bessern, kann die Dosis bis zur vollständigen Besserung langsam reduziert werden.

- Steigern Sie die Dosis so schnell wie möglich auf eine Dosierung von 50–100 Milliliter CDL (0,3 Prozent) auf 1 Liter Wasser, stündlich getrunken, wenn eine lebensbedrohliche Erkrankung vorliegt, die Sie mit CDL behandeln wollen. Je nach Schwere der Krankheit und Zustand des Patienten müssen unerwünschte Nebenwirkungen eventuell bis zu einem noch erträglichen Maß in Kauf genommen werden.

- In Protokoll 101 nennt Jim Humble bei lebensbedrohlichen Erkrankungen als Gesamtmenge 50 Milliliter CDL auf 1 Liter Wasser. Diese Dosierungsangabe entspricht der Rezeptur des ursprünglichen MMS, das auch als CDL bezeichnet wird und eine starke Wirkung hat. Protokoll 101 sowie weitere Dosierungsanleitungen finden Sie im E-Book von Dipl.-Ing. Ali Erhan *Heilen mit MMS? Chlordioxidbehandlungen nach Jim Humble*, das Sie kostenfrei herunterladen können.[43]

- Nehmen Sie CDL nicht zum Essen oder kurz danach ein. Halten Sie einen Abstand von 30, besser 60 Minuten ein, je nachdem, ob die Mahlzeit leicht oder schwer verdaulich ist. Wenn es Ihnen nicht möglich ist, Abstand zum Essen einzuhalten, können Sie CDL 30–60 Sekunden im Mund behalten, und dann schlucken oder ausspucken. Es wird über die Mundschleimhaut aufgenommen.

- Achtung! Wenn Sie zu Nasenbluten neigen, sollten Sie CDL vorsichtig dosieren und absetzen, sobald es anfängt zu bluten. Warten Sie eine Weile und beginnen Sie dann erneut mit einer niedrigeren Dosis, falls Sie weiterhin CDL nehmen wollen.

- Wenn Sie sich während der Einnahme verletzen und feststellen, dass die Wunde etwas länger blutet, dann gilt das Gleiche wie bei Nasenbluten.

- **Kinder:** Kinder nehmen bei Erkrankung 4–5 Tropfen CDL pro 16 Kilogramm Körpergewicht pro Stunde über den Tag verteilt ein.

- **Babys:** Bei Erkrankung empfiehlt Dr. Antje Oswald in ihrem *CDL-Handbuch* 4 Tropfen CDL in einer 200-Milliliter-Flasche mit Säuglingstee als Anfangsdosis, verteilt auf acht Gaben pro Tag. Diese Menge kann für eine schnelle Besserung bereits ausreichen oder je nach Körpergewicht erhöht werden. Für einen Säugling bis 3 Kilogramm kann die Dosis auf 1 Tropfen pro Stunde, also 8 Tropfen auf 200 ml, allmählich gesteigert werden. Bis 6 Kilogramm sind es 2 Tropfen pro Stunde, also 16 Tropfen. Sollten Sie ein über die Krankheitssymptome hinausgehendes Unwohlsein bemerken, setzen Sie vorübergehend aus und beginnen mit einer geringeren Dosis neu. Bewahren Sie die Flasche kühl und dunkel auf.[44]

- **Schwangere:** Laut Andreas Kalcker sollen Schwangere bei Erkrankung statt eines Antibiotikums maximal 24 Tropfen CDL am Tag einnehmen. Auch hier gilt: Mit einer geringeren Dosis (10 Tropfen) beginnen und langsam steigern. Bei Übelkeit reduzieren.

- **CDL als Kur:** Sie sind gesund und wollen nur eine Reinigungskur durchführen. Beginnen Sie mit 5–10 Tropfen in 1 Liter Wasser und trinken Sie die Mischung über den Tag verteilt, etwa in stündlichem Abstand. Steigern Sie die Dosis entsprechend Ihrem Empfinden. Da man im Normalfall seine Keim- und Schwermetallbelastung nicht kennt, lässt sich auch nicht voraussehen, welche Entgiftungserscheinungen auftreten können. Wenden Sie die Kur für 4–8 Wochen an, eventuell auch im Rahmen einer generellen Frühjahrsentgiftung.

- Wenn Sie CDL langfristig einnehmen wollen, wählen Sie eine eher niedrige Dosis von 10–20 Tropfen pro Liter Wasser, oder bleiben Sie bei der Dosierung, die sich für Sie als nebenwirkungsfrei erwiesen hat. Diese Dosierung kann variieren, da Nebenwirkungen in der Regel in dem Maß zurückgehen, in dem Keime und Giftstoffe zerstört und ausgeleitet wurden.

- CDL vor dem zu Bett gehen, kann Probleme beim Einschlafen verursachen. Es aktiviert die Mitochondrien und macht munter. Testen Sie, ob Sie schlafen können. Wenn Sie sehr krank sind, ist in der Regel auch noch eine spätere Einnahme sinnvoll.

Achtung! CDL wirkt bei einer Vielzahl unterschiedlicher Erkrankungen und Symptome, deren Schweregrad und Verlauf bei jedem Menschen anders sind. Es gibt daher zwar unterschiedliche Einnahmeempfehlungen, aber keinen gültigen Standard. CDL muss nach eigener Entscheidung und in eigener Verantwortung angewendet werden. Für die Dosierung werden in diesem Buch bewährte Konzentrationen genannt, die unter den experimentellen Selbstversuchen liegen, wie ihn beispielsweise Rainer Taufertshöfer unternommen hat (S. 45).

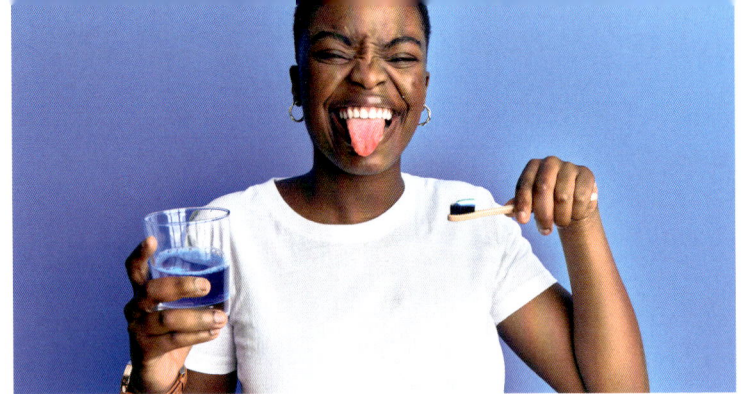

CDL als Mundspülung, zum Gurgeln oder bei Lippenherpes

Mundgeruch: Schlechte Gerüche, ob im Spüllappen oder im Abfall, entstehen durch Bakterien und Fäulnisprozesse. Auch im Mund leben Bakterienkulturen, die schlechte Gerüche erzeugen können. Mundgeruch kann zwar auch aus dem Magen kommen, zum Beispiel durch Übersäuerung, aber ebenso sind lokale Ursachen wie Zahnfleischentzündungen, Karies, Essensrückstände, mangelnde Mundhygiene, Kandidosen im Mund-Rachen-Raum oder mangelnde Zahnhygiene der Grund. Als Desinfektionsmittel und Bakterienkiller ist CDL sehr gut geeignet, um Gerüche aller Art zu beseitigen. 2010 wurde eine randomisierte, placebokontrollierte Studie zur Wirkung einer chlordioxidhaltigen Mundspülung auf Mundgeruch und Speichelbakterien durchgeführt. Nach 7 Tagen waren nicht nur der Mundgeruch, sondern auch **Plaque und Zungenbelag** deutlich zurückgegangen. Außerdem verringerte sich der Anteil von Bakterien im Speichel, die Zahnfleischentzündung (Gingivitis) und Parodontose (Zahnfleischschwund) auslösen.[45]

Aphthen sind gelblich weiße Geschwüre in der Mundschleimhaut. Sie sind in der Regel harmlos, jedoch meist schmerzhaft. Da es sich um Entzündungen handelt, reagieren Aphthen auf Mundspülungen mit CDL.

Herpes, ob simplex oder zoster, wird durch Herpesviren ausgelöst, von denen es unterschiedliche Arten gibt. Meist treten die typischen Rötungen, die schließlich Eiterbläschen bilden, auf, wenn das Immunsystem geschwächt ist und die Viren nicht in Schach halten kann, zum Beispiel bei einer Erkältung. Betupfen Sie die Bläschen mehrmals täglich mit in Wasser gelösten CDL-Tropfen. Geben Sie dazu 1 Tropfen CDL in 4–5 Milliliter Wasser. Bewahren Sie die überschüssige Lösung verschlossen im Kühlschrank auf bis zum nächsten Gebrauch, jedoch nicht länger als maximal 2 Tage.

Mundspülung herstellen: Für eine Mundspülung geben Sie 10 Tropfen in 20 Milliliter Wasser. Das entspricht der unteren Marke auf einem Schnapsglas. Diese Menge kann im entsprechenden Verhältnis verdoppelt werden. Sie können mit dieser Mischung auch gurgeln oder die Zähne putzen, was eine sehr effektive Lösung ist, wenn man mit Karies zu kämpfen hat. Im Gegensatz zu MMS ist CDL säurefrei und greift den Zahnschmelz nicht an, wie es bei allen säurehaltigen Lebensmitteln der Fall ist.

CDL äußerlich und als Einlauf

CDL kann äußerlich als Spray, Mundspülung, Badezusatz, Augentropfen
und in Form von Einläufen angewendet werden.

CDL-Spray (Aerosol): Ein CDL-Spray ist sehr vielseitig einsetz-
bar. Verwenden Sie für die Herstellung keinen Metallbehälter, da
das Material mit CDL reagiert, sondern eine Glasflasche mit Spray-
kopf und etwa 50 Milliliter Fassungsvermögen. Geben Sie 2 Milliliter (30 Tropfen) 0,3-prozentiges CDL in die Flasche und füllen Sie
sie mit destilliertem Wasser auf.

Geben Sie das Spray mehrmals täglich auf die Hautstellen, die
Sie behandeln wollen. Anwender berichten von Erfolgen bei Akne,
Hautausschlägen, Entzündungen, Psoriasis, Herpes, Fuß- und Nagelpilz sowie Ekzemen. Eine stündliche Anwendung bis zu zehnmal
am Tag über eine Reihe von Tagen, die vom Fortschritt der behan-
delten Stelle abhängt, zeigte gute Erfolge. Machen Sie bei hartnäcki-
gen Befindlichkeiten eine Pause und wiederholen Sie die Kur.

Bewahren Sie die Flasche bis zum Gebrauch immer im Kühlschrank auf. Im Gegensatz zu einem mit MMS hergestellten Spray
ist CDL pH-neutral und enthält keine Säure. CDL-Spray sollte nicht
auf die Kleidung gelangen.

CDL-Augentropfen: CDL-Augentropfen werden von Mensch zu Mensch sehr unterschiedlich vertragen. Grundsätzlich kann CDL die Schleimhäute reizen, wenn die Konzentration für eine bestimmte Person zu hoch ist. Dies betrifft in erster Linie die Nase, den Mund, vor allem den Rachen, und die Augen. Ein sehr vorsichtiges Vorgehen mit hoher Verdünnung ist daher angeraten. CDL wird für die Behandlung von Augenentzündungen wie Bindehautentzündung, zum Betupfen von Gerstenkörnern und bakteriellen Augeninfektionen empfohlen, außerdem für die Ohren, zum Beispiel bei Mittelohrentzündung.

Für die Herstellung der Augentropfen brauchen Sie isotonische Kochsalzlösung, eine Flüssigkeit, die Kochsalz in der gleichen Konzentration wie das Blutplasma enthält (9 Gramm NaCl pro Liter Wasser).

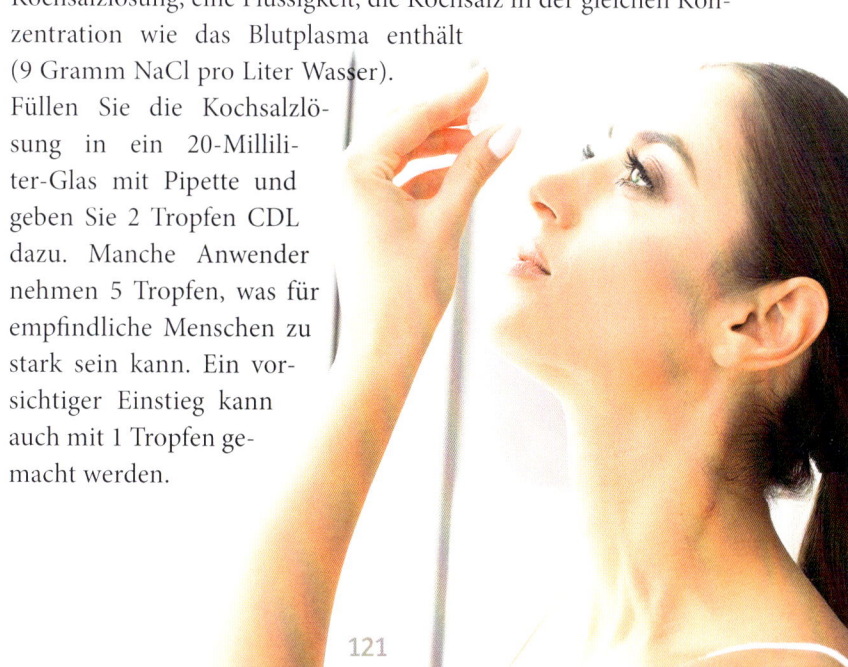

Füllen Sie die Kochsalzlösung in ein 20-Milliliter-Glas mit Pipette und geben Sie 2 Tropfen CDL dazu. Manche Anwender nehmen 5 Tropfen, was für empfindliche Menschen zu stark sein kann. Ein vorsichtiger Einstieg kann auch mit 1 Tropfen gemacht werden.

Leicht schütteln und bei Bedarf 1–2 Tropfen der Mischung in das erkrankte Auge träufeln. Schließen Sie die Augen und bewegen Sie sie hin und her. Lassen Sie die Tropfen einige Minuten wirken, auch wenn sie leicht brennen sollten. Spülen Sie das Auge mit künstlichen Tränen oder, falls Sie keine zur Verfügung haben, mit Wasser aus, wenn die Wirkung für Sie sehr unangenehm sein sollte und länger anhält. Bei akuten Entzündungen kann diese Behandlung im stündlichen Abstand bis zu zwölfmal am Tag wiederholt werden. Die Wirkung setzt aber meist schnell ein, schon nach drei- bis fünfmaligem Tropfen.

CDL-Ohrentropfen: Für eine Ohrbehandlung kann die obige Lösung auf 5–10 Tropfen pro 20 Milliliter erhöht werden. Wenn Sie vorsichtig starten wollen, nehmen Sie 2 Tropfen für die Mischung. Geben Sie 2–4 Tropfen in das zu behandelnde Ohr und legen Sie

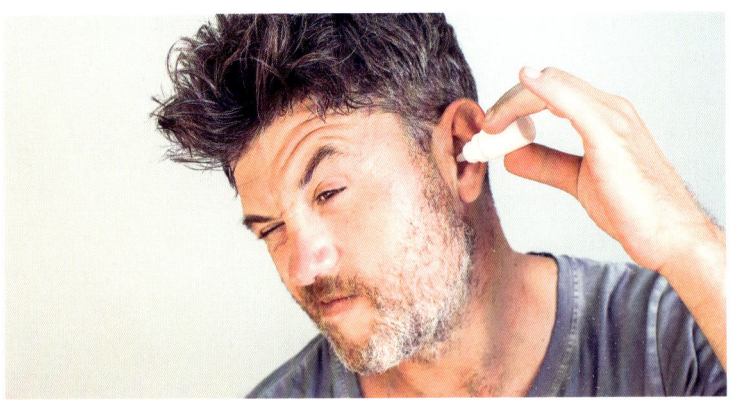

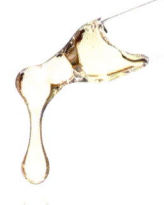

sich auf die Seite, sodass die Lösung bis zum Trommelfell fließen kann. Bleiben Sie 2 Minuten liegen. Wiederholen Sie die Behandlung bei akuten Entzündungen bis zu zwölfmal am Tag.

CDL-Nasentropfen: Bei Stirn- und Nebenhöhlenentzündungen kann eine höhere Konzentration gewählt werden: 20 Tropfen als vorsichtiger Einstieg, später bis zu 40 Tropfen auf 20 Milliliter Wasser. Geben Sie 2 Tropfen in ein Nasenloch und lassen Sie sie kopfunter 1–2 Minuten in die Stirn- beziehungsweise Nebenhöhle fließen.

CDL-Einläufe: In seinem Rundbrief zu Einläufen mit Oxidationsmitteln[46] beschreibt Dr. Hartmut Fischer, Autor von *Das DMSO-Handbuch*, neben anderen Mitteln auch CDL. Er betont, dass eine Einlaufmischung mit Chlordioxid säurefrei sein müsse, wie es bei CDL der Fall ist. Im Unterschied dazu wird MMS mit Salzsäure aktiviert und greift die empfindliche Darmschleimhaut an. Hier wurden viele Fehler gemacht und die Darmschleimhaut durch zu saure Lösungen (pH-Wert < 6) geschädigt, so Dr. Fischer. Ein richtig zubereiteter Einlauf wirkt dagegen ausgesprochen wohltuend und entlastend.

Besorgen Sie sich einen Irrigator, der 1,5 Liter Wasser fasst. Irrigatoren ermöglichen Einläufe, bei denen auch höher gelegene Bereiche wie der Dickdarm gespült werden können. Füllen Sie den Irrigator mit lauwarmem Wasser (Körpertemperatur). Die Wassertemperatur ist wichtig, weil zu kühles oder zu warmes Wasser als unangenehm empfunden wird.

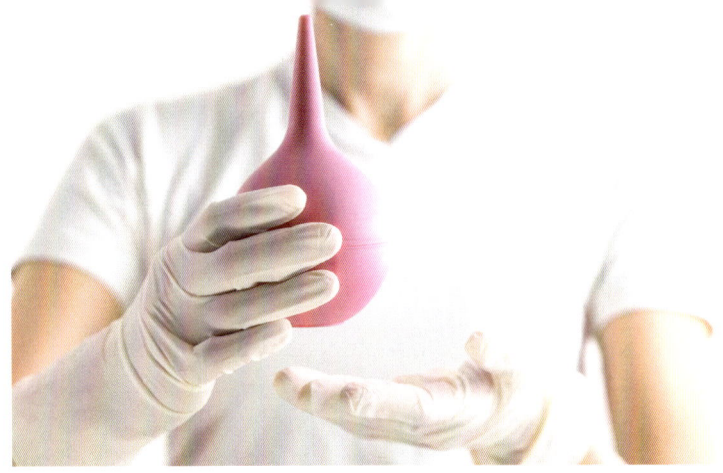

Für einen vorsichtigen Einstieg geben Sie 10–20 Tropfen CDL dazu. Diese Menge können Sie langsam steigern, bis Sie etwa 40 Tropfen (2 Milliliter) erreicht haben. Sollte beim Einlauf ein unangenehmes Gefühl auftreten, stoppen Sie den Einlauf und reduzieren beim nächsten Mal die Tropfenzahl. Wie unterschiedlich das individuelle Empfinden für eine Dosierung sein kann, können Sie am Beispiel des bekannten Alternativmediziners Dr. Dietrich Klinghardt sehen: Dr. Klinghardt empfiehlt sogar, bis auf 200 Tropfen pro Liter zu steigern und hat dabei keine nennenswerten Nebenwirkungen festgestellt.

Führen Sie den Einlauf nach dem Stuhlgang durch, am besten im Bad. Fetten Sie die Spitze des befüllten Irrigators mit Vaseline und halten Sie ihn bereit. Er sollte etwas erhöht stehen, zum Beispiel auf dem Badewannenrand, oder aufgehängt werden. Je höher er hängt, desto schneller fließt die Flüssigkeit in den Darm. Legen Sie ein großes Handtuch auf den Boden, und decken Sie es mit einer Folie ab. Legen Sie sich auf die linke Körperseite und winkeln Sie Ihr rechtes

Bein an. Führen Sie das Endstück ein und öffnen Sie langsam das Ventil am Irrigator. Falls der Druck zu stark wird, können Sie die Einlaufmenge über das Ventil zurückregulieren. Lassen Sie so viel Flüssigkeit in den Darm laufen, wie Ihnen angenehm ist. Es muss nicht die ganze Menge sein. Ziehen Sie das Endstück heraus und kneifen Sie die Pobacken zusammen. Legen Sie sich nun auf den Rücken und halten Sie so lange fest, wie Sie es gut können (5 bis maximal 15 Minuten). Ein Kissen, unter das Gesäß gelegt, erleichtert das Halten. Dann gehen Sie zur Toilette. Die Häufigkeit, mit der Sie den Einlauf wiederholen, hängt von Ihrem Bedarf ab. Sie können ihn täglich ein- bis dreimal, wöchentlich oder im Abstand von einigen Wochen wiederholen.

Einlauf für Kinder: Für Kinder empfiehlt Dr. Antje Oswald eine Dosierung je nach Körpergewicht: bis 20 Kilogramm 2 Tropfen auf 500 Milliliter körperwarmes Wasser, bis 40 Kilogramm 3 Tropfen auf 700 Milliliter Wasser.[47]

CDL bei vaginalen Infektionen: Bei Ausfluss, Scheideninfektionen durch Bakterien, zum Beispiel aus dem Darm, Gonorrhö, Syphilis und weiteren Infektionen gehen Sie mit der Dosierung ebenso vor wie bei der Darmspülung. Dazu eignet sich auch ein Klistier, das weniger Wasser fasst, oder eine Birnspitze.

Gegenanzeigen

Nehmen Sie kein CDL
- ..., wenn Sie allergisch gegen Chlor sind;
- ... bei Leberfunktionsstörungen;
- ... bei Nierenerkrankungen;
- ... bei Herzklappenerkrankungen;
- ..., wenn Sie blutverdünnende Medikamente wie Aspirin, Marcumar usw. einnehmen;
- ... wenn Sie Bluter sind.

Was Sie bei unerwünschten Reaktionen tun können

Wie bereits beschrieben, ist es besser, die Anwendung von CDL mit geringeren Konzentrationen zu beginnen, um die individuelle Reaktion abschätzen zu können. Danach kann die Dosierung langsam erhöht werden. Prüfen Sie, ob und wann sich unerwünschte Nebenwirkungen einstellen. Wird CDL in der für den Menschen geeigneten Konzentration von 0,3 Prozent eingesetzt, sind Nebenwirkungen selten und haben vor allem mit Entgiftungserscheinungen zu tun: Müdigkeit, Schwitzen, selten Übelkeit, Durchfall oder Herzklopfen, weil der Körper hochaktiv mit der Reinigung beschäftigt ist. Reduzieren Sie in diesem Fall die Dosis oder setzen Sie CDL ab und beginnen Sie später wieder mit einer geringeren Dosierung. Wenn Sie die Wirkung schnell neutralisieren wollen, helfen 1–5 Gramm Vitamin C in Pulverform oder 1–2 Teelöffel liposomales Vitamin C.

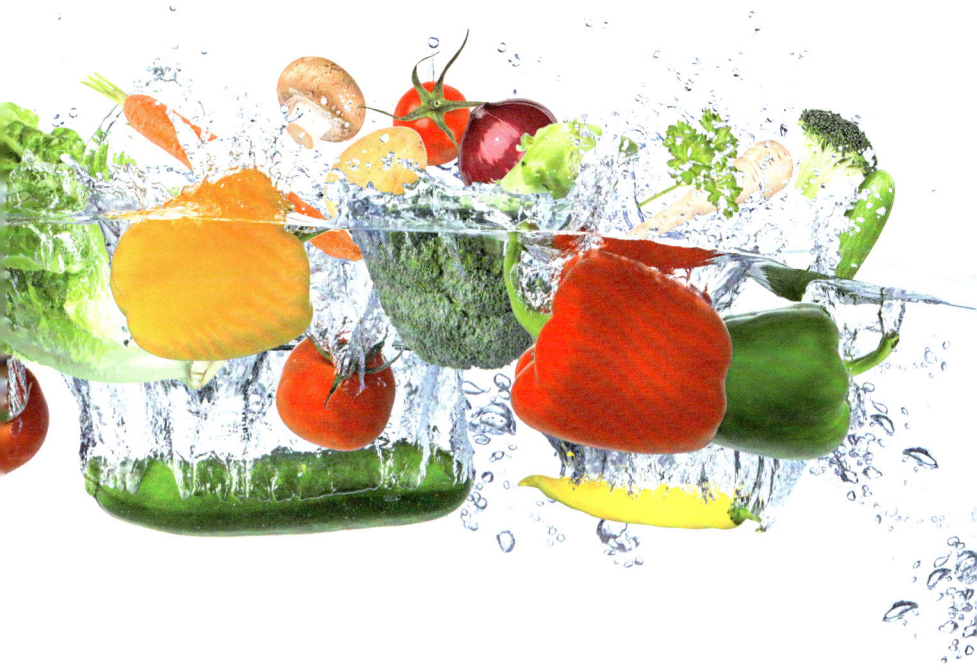

CDL zur Lebensmitteldesinfektion

Geben Sie Wasser (nach Möglichkeit destilliert) in die Schüssel, in der Sie das Lebensmittel reinigen wollen (kein Metall, kein Kunststoff). Pro Liter Wasser kommen 20 Tropfen CDL dazu. Legen Sie das Lebensmittel für 10 Minuten in das Wasser. Es sollte in dieser Zeit ganz bedeckt sein. Danach nehmen Sie es heraus und spülen es mit frischem Wasser ab. So werden Bakterien wie Escherichia coli (E. coli), Legionella pneumophila, Staphylococcus aureus und Shigella dysenteriae zuverlässig abgetötet.

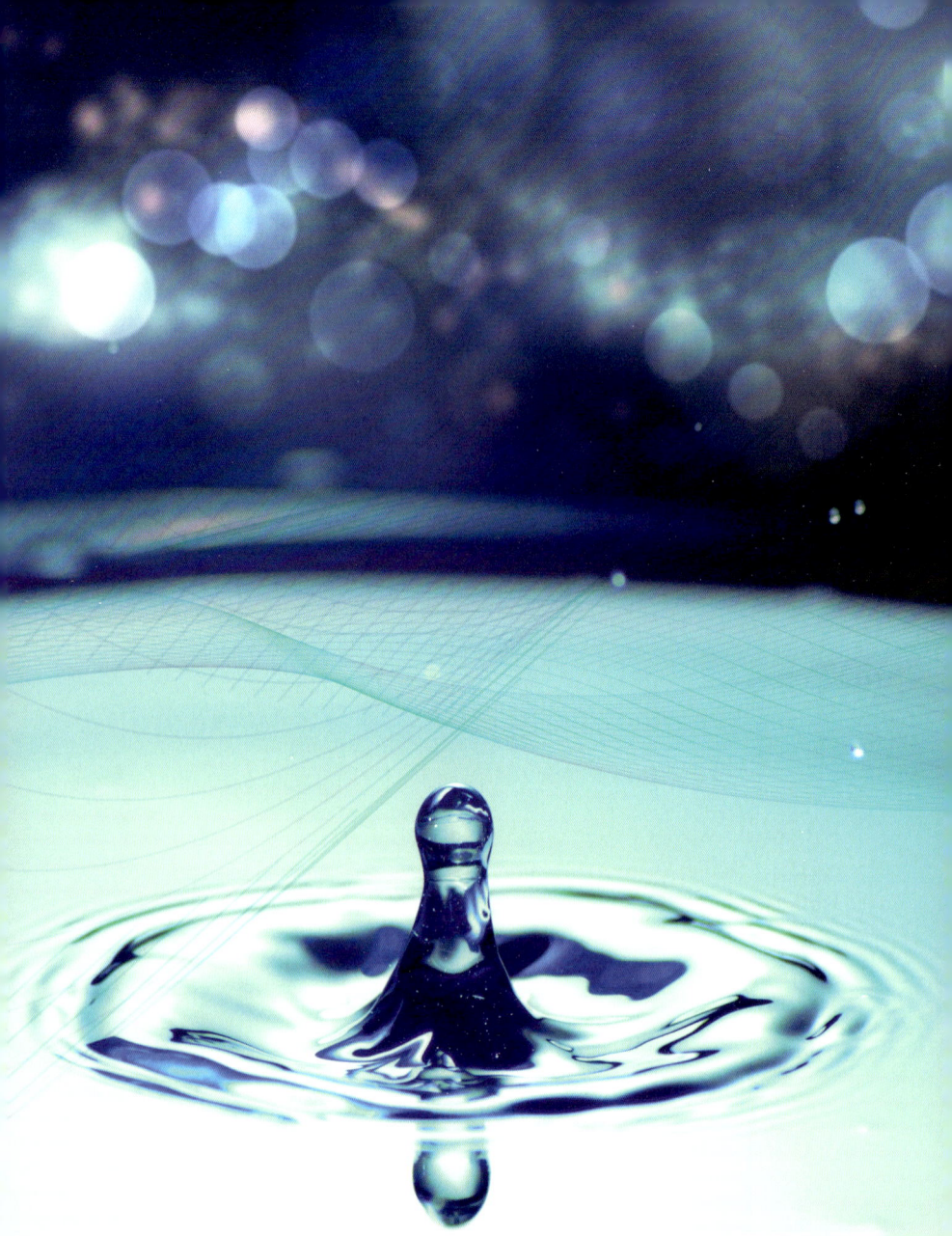

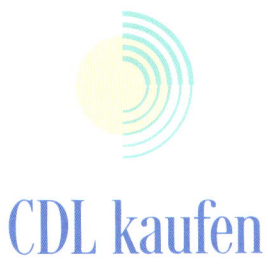

CDL kaufen

Es gibt bereits fertig aktivierte CDL-Produkte zu kaufen. Sie werden jedoch immer seltener angeboten, da sie bis zum Verkauf gelagert werden müssen und dabei an Wirkung verlieren. Es ist dann schwierig, die richtige Dosierung, gemessen an der aktuellen Wirksamkeit, zu bestimmen. Aus diesem Grund werden fast nur noch 2-Komponenten-Sets angeboten.

Wenn Sie ein 2-Komponenten-Produkt wählen, haben Sie den Aktivierungszeitpunkt selbst in der Hand und wissen, wie lange Sie die aktivierte Lösung bereits aufbewahren. Schreiben Sie den Zeitpunkt der Aktivierung auf, dann haben Sie immer den vollen Überblick.

CDL aktivieren ist sehr einfach. Geben Sie den Aktivator (Kaliummonopersulfat) in die Chlordioxidlösung. Verschließen Sie die Flasche sorgfältig und schütteln Sie sie etwa 10 Sekunden, um das Pulver gut in der Flüssigkeit zu verteilen. Stellen Sie die Mischung geschützt vor Sonneneinstrahlung an einen dunkleren Platz und lassen Sie sie etwa 90 Minuten bei Zimmertemperatur reagieren. Danach ist das CDL gebrauchsfertig. Falls der Hersteller Ihres gewählten Produkts andere Angaben macht, halten Sie sich an diese.

2-Komponenten-Sets, die Säuren als Aktivator verwenden (heute meist Salzsäure) entsprechen dem ursprünglichen Rezept von Jim Humble.

Aktiviertes CDL können Sie bis zu 3 Monate bei kühler und dunkler Lagerung stehend aufbewahren, am besten im Kühlschrank. Bei einer längeren Aufbewahrungszeit (maximal 6 Monate) verliert das Produkt an Wirkung. Damit sinkt die Dosierungsgenauigkeit. Innerhalb der ersten 3 Monate ist der Verlust bei korrekter Lagerung noch sehr gering. Er steigt jedoch immer mehr an und beträgt im Schnitt 10 Prozent pro Monat.

Aktiviertes CDL, das gebrauchsfertig in gereinigtes Trinkwasser (zum Beispiel in Osmosewasser) gegeben wurde, sollte nur kurz aufbewahrt werden. Bereiten Sie am besten nur eine Tagesportion zu (in der Regel 1 Liter), da das CDL wieder verkeimen kann.

Ein unaktiviertes 2-Komponenten-Produkt können Sie mehrere Jahre aufbewahren. Es muss nicht gekühlt werden und kann auf Reisen mitgenommen werden. Heben Sie das Produkt in der mitgelieferten Verpackung auf, die es vor Licht schützt, oder packen Sie es selbst ein.

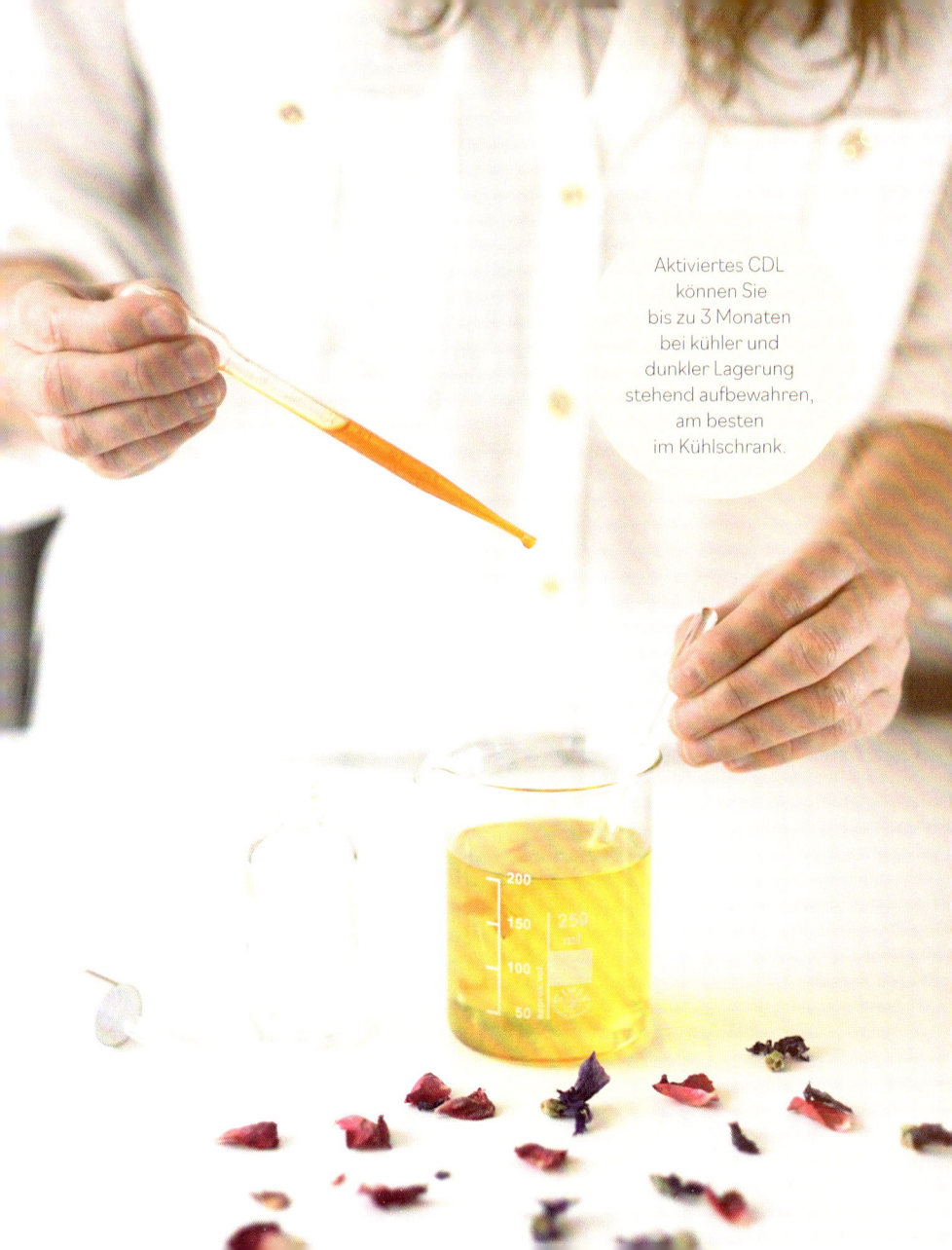

Aktiviertes CDL
können Sie
bis zu 3 Monaten
bei kühler und
dunkler Lagerung
stehend aufbewahren,
am besten
im Kühlschrank.

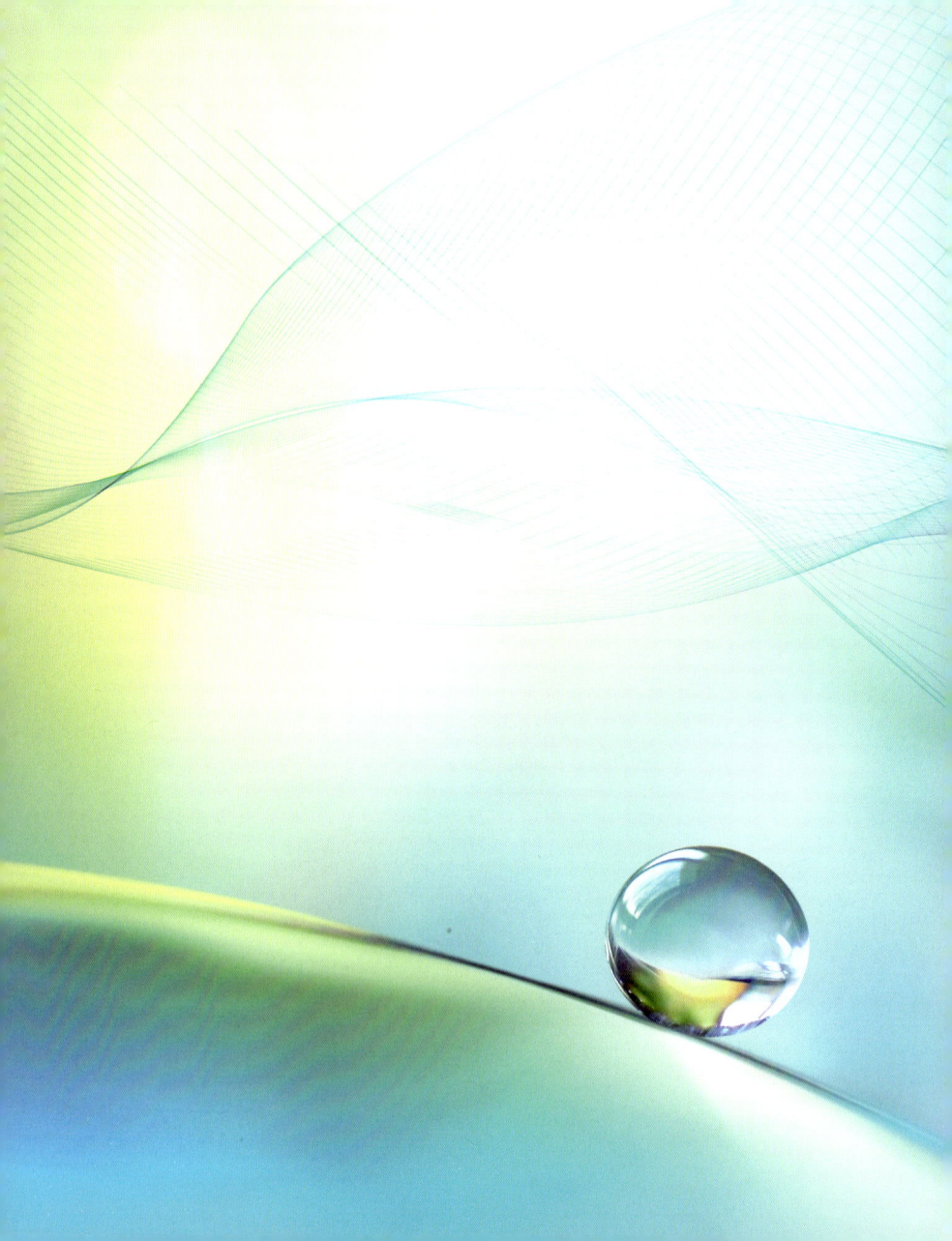

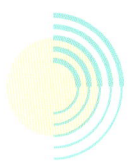

CDL selbst herstellen

Eine einfache Methode ist die Gurkenglasmethode. Sie brauchen 25-prozentiges Natriumchlorit, 4-prozentige Salzsäure sowie ein Einmachglas mit Bügelverschluss, zwei Schnapsgläser und 100 Milliliter destilliertes Wasser.

Füllen Sie das Wasser in das Einmachglas. Träufeln Sie mit einer Pipette 50 Tropfen Natriumchlorit in ein Schnapsglas und 50 Tropfen Salzsäure in das zweite. Stellen Sie das erste Glas mit dem Natriumchlorit sofort in das mit Wasser gefüllte Einmachglas. Gießen Sie die Salzsäure des zweiten Schnapsglases in das, welches im Einmachglas steht, und verschließen Sie dieses. Lassen Sie das Einmachglas 24 Stunden bei Zimmertemperatur an einem dunklen Ort stehen. In dieser Zeit diffundiert das entstehende Chlordioxidgas in das destillierte Wasser. Danach haben die Chlordioxidlösung (das in Wasser gebundene Chlordioxid) und die restliche Flüssigkeit im Schnapsglas, das sich im Einmachglas befindet, etwa dieselbe Farbe: ein dunkles Goldgelb. Füllen Sie die Flüssigkeit aus dem Einmachglas in eine Glasflasche mit Hart-Polyethylen-Verschluss (HDPE) und entsorgen Sie die Flüssigkeit des zweiten Schnapsglases. Tragen Sie eventuell Schutzkleidung und eine Brille, da Natriumchlorit und Salzsäure ätzend sind.

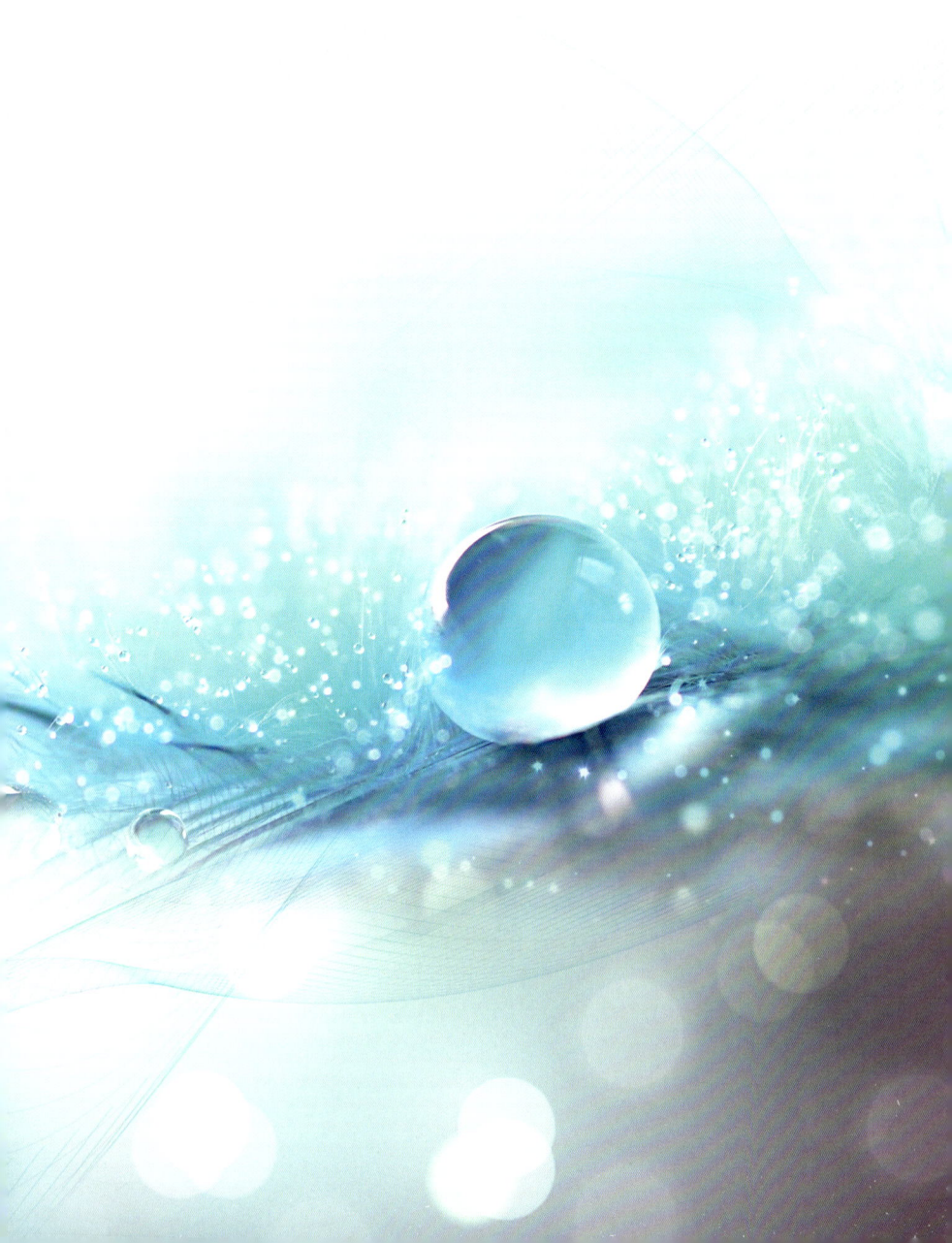

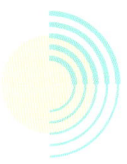

Ist CDL eine Medizin der Zukunft?

*»Wundermittel Chlordioxid – nein, vielmehr möglicher
Teil eines vielversprechenden Therapiekonzeptes bei Covid-19,
malignen Neoplasien (Krebs) und Infektionen
durch multiresistente Keime, Viren und Parasiten.«*
Rainer Taufertshöfer

Die Medizin der Zukunft wird in vielfacher Hinsicht anders aussehen als die des bisher noch gültigen klassischen Modells. Naturheilkunde und Naturheilmittel werden einen immer breiteren Raum einnehmen, trotz aller Steine, die ihnen in den Weg gelegt werden. Die Medizin wird einem neuen Paradigma folgen – und tut es schon heute. Moderne medizinische Zweige wie die Psychoneuroimmunologie, die Energiemedizin und bewährte Systeme wie die Homöopathie und die Spagyrik gehen schon heute einen anderen Weg und folgen einem ganzheitlichen Menschenbild. Naturstoffe wie Melatonin, Adaptogene wie Maca, Ginseng, Ashwagandha oder Rhodiola wirken nicht einfach auf ein Symptom ein, sondern sind in der Lage, zu erkennen, was gebraucht wird, und entsprechend zu wirken. Solche Mittel senken beispielsweise nicht einfach nur den Blutdruck, sondern stellen sich auf das ein, was das gesamte System braucht, um zu seinem natürlichen Gleichgewicht zurückzufinden.

CDL ist eine aussichtsreiche Medizin der Zukunft, weil seine große Schlagkraft gegen fast alle krankmachenden Mikroorganismen wirkt und Antibiotika sowie andere Mittel bei Weitem übertrifft, ohne im Körper von Menschen und Tieren Schaden anzurichten – richtige Handhabung vorausgesetzt. Nicht zuletzt ist CDL in der Lage, die schädlichen Biofilme aufzulösen, die mit herkömmlichen Methoden kaum abbaubar sind.

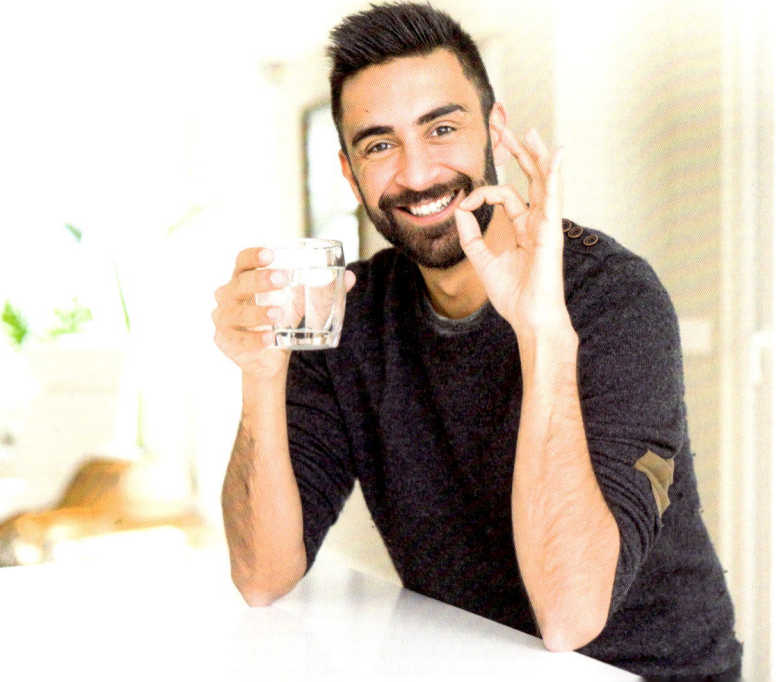

Bibliografie

COMUSAV (Coalición Mundial Salud y Vida; Weltvereinigung für Gesundheit und Leben). *https://comusav.de.*

Fischer, Hartmut: *Das DMSO-Handbuch – Verborgenes Heilwissen aus der Natur.* Schnaittach 2014.

Kalcker, Andreas L.: *Gesundheit verboten – Unheilbar war gestern.* Roermond 2017. *https://andreaskalcker.com/de/.*

Oswald, Antje: *Das CDL-Handbuch: Gesundheit in eigener Verantwortung.* Schnaittach 2021.

Taufertshöfer, Rainer: »Forschungsseminare«. *https://forschungsseminare.de/.*

ZeitenSchrift. Das Magazin für mehr Qualität und Wahrheit im Leben: »CDL statt MMS: Eine verbesserte Chlordioxidflüssigkeit reinigt den Organismus sanft von innen«. Ausgabe 97/2019.

Anmerkungen

Alle hier aufgeführten Links waren bei Redaktionsschluss aufrufbar. Sollte dies bei Drucklegung nicht mehr der Fall sein, kann der entsprechende Link in der Regel beim Internetarchiv *(http://archive.org/web/)* gefunden werden.

1   Internetseite von Jim Humble: Heilen mit MMS. *http://www.jim-humble-mms.de/.*

2   Young R.: *Sick and Tired: Reclaim your Inner Terrain.* Salt Lake City, Utah 2001.

3   Stocker J.: »MMS, CDS, gegen Parasiten, Bakterien, Viren, Keime, Pilze ...« *http://josef-stocker.de/gesund11.htm.*

4   Stocker J.: »MMS, CDS-plus und Redoxpotential«. *http://josef-stocker.de/mms_redoxpotential.pdf.*

5   »Oxidantien: Vom Bösewicht zum wichtigen Zellregulator«. *https://medizin-aspekte.de/ oxidantien-vom-boesewicht-zum-wichtigen-zellregulator-_37391-28606/.*

6   Calabrese E. J., Baldwin L. A.: »Hormesis: the dose-response revolution«. *Annu Rev Pharmacol Toxicol.*, 2003; 43: 175–197.

7   Lubbers J. R., Chauan S., Bianchine J. R.: »Controlled clinical evaluations of chlorine dioxide, chlorite and chlorate in man«. *Environ Health Perspect.*, Dezember 1982; 46: 57–62.

8   Taufertshöfer R.: »Die Wahrheit über CDS/Chlordioxid als Heilmittel: Eine wissenschaftliche Faktensammlung«. 2016. *https://www.aquacentrum.de/ app/uploads/sites/7/2017/09/Die-Wahrheit-u%CC%88ber-CDS-Chlordioxid-als-Heilmittel-Rainer-Taufertsho%CC%88fer-2016.pdf*

9   Ogata N., Shibata T.: »Protective effect of low-concentration chlorine dioxide gas against influenza A virus infection«. *J Gen Virol.*, Januar 2008; 89(1): 60–67.

10 Lubbers J. R., Chauhan S., Bianchine J. R.: »Controlled Clinical Evaluation of Chlorine Dioxide, Chlorite and Chlorat in Man«. *Toxicological Sciences,* Juli 1981; 1(4): 334–338.

11 *Focus online:* »Bis zu 20 000 Tote pro Jahr: Krankenhauskeime töten mehr

Menschen als bisher angenommen«. 18. November 2020. *https://www.focus.de/gesundheit/news/bis-zu-20-000-tote-pro-jahr-krankenhauskeime-toeten-mehr-menschen-als-bisher-angenommen_id_11361256.html.*

12 Hinenoya A., Awasthi S. P., Yasuda N. et al.: »Chlorine Dioxide is a Better Disinfectant than Sodium Hypochlorite against Multi-Drug Resistant Staphylococcus aureus, Pseudomonas aeruginosa, and Acinetobacter baumannii«. *Jpn J Infect Dis.*, 2015; 68(4): 276–279.

13 Conlon-Bingham G., Aldeyab M., Kearney M. P. et al.: »Reduction in the incidence of hospital-acquired MRSA following the introduction of a chlorine dioxide 275 ppm based disinfecting agent in a district general hospital«. *Eur J Hosp Pharm,* Januar 2016; 23(1): 28–32.

14 Epstein A. K., Pokroy B., Seminara A. et al.: »Bacterial biofilm shows persistent resistance to liquid wetting and gas penetration«. *Proc Natl Acad Sci.,* 18. Januar 2011; 108(3): 995–1000.

15 Palmer M., Costerton W., Sewecke J. et al.: »Molecular techniques to detect biofilm bacteria in long bone nonunion: a case report«. *Clin Orthop Relat Res.,* November 2011; 469(11): 3037–3042.

16 Management & Krankenhaus: »Aktuelle Studie der Universität Heidelberg zu Biofilmen«. *https://www.management-krankenhaus.de/news/aktuelle-studie-der-universitaet-heidelberg-zu-biofilmen.*

17 Jamal M., Ahmad W., Andleeb S. et al.: »Bacterial biofilm and associated infections«. *J Chin Med Assoc.,* Januar 2018; 81(1): 7–11.

18 COMUSAV Dossier: »Chlordioxid. Eine sichere und potenziell wirksame Lösung zur Überwindung von Covid-19«. Oktober 2020.

19 Siehe Taufertshöfer R.: »Die Wahrheit über CDS/Chlordioxid als Heilmittel: Eine wissenschaftliche Faktensammlung«. 2016. *https://www.aquacentrum.de/app/uploads/sites/7/2017/09/Die-Wahrheit-u%CC%88ber-CDS-Chlordioxid-als-Heilmittel-Rainer-Taufertsho%CC%88fer-2016.pdf.*

20 Hanff T. C., Mohareb A. M., Giri J. et al.: »Thrombosis in COVID-19«. *Am J Hematol.,* Dezember 2020; 95(12): 1578–1589.

21 Miller R. G., Block G., Katz J. S. et al.: »Randomized phase 2 trial of NP001-a novel immune regulator: Safety and early efficacy in ALS«. *Neurol Neuroimmunol Neuroinflamm.* 9. April 2015; 2(3): e100. doi: 10.1212/NXI.0000000000000100. eCollection 2015 Jun.

22 Liu S., Hossinger A., Heumüller S. E. et al.: »Highly efficient intercellular

spreading of protein misfolding mediated by viral ligand-receptor interactions«. *Nat Commun.,* 2021; 12: 5739.

23 Sanekata T., Fukuda T., Miura T. et al.: »Evaluation of the antiviral activity of chlorine dioxide and sodium hypochlorite against feline calicivirus, human influenza virus, measles virus, canine distemper virus, human herpesvirus, human adenovirus, canine adenovirus and canine parvovirus«. *Biocontrol Sci.,* Juni 2010; 15(2): 45–49.

24 Insignares-Carrione E., Bolano Gómez B., Andrade Y. et al.: »Determination of the Effectiveness of Chlorine Dioxide in the Treatment of COVID-19«. *J Mol Genet Med.,* 2021; 15: S2.

25 »Chlorine dioxide gas for use in treating respiratory virus infection«. (European Patent Office) *https://patents.google.com/patent/EP1955719B1/en.*

26 CAAC: »Preventing Spread of Coronavirus Disease 2019 (COVID-19): Guideline for Airports«. *https://www.icao.int/Security/COVID-19/StateActions/ Preventing%20Spread%20of%20Coronavirus%20Disease%202019%20 (COVID-19)%20Guideline%20for%20Airports%204th.pdf.*

27 United States Environmental Protection Agency (EPA): »About List N: Disinfectants for Coronavirus (COVID-19)«. *https://www.epa.gov/coronavirus/ about-list-n-disinfectants-coronavirus-covid-19-0.*

28 NSRDEC Public Affairs: »Natick plays key role in helping to fight spread of Ebola.« 4. November 2014. *https://www.army.mil/article/136641/Natick_plays_key_role_ in_helping_to_fight_spread_of_Ebola/.*

29 Ward P. S., Thompson C. B.: »Metabolic reprogramming: a cancer hallmark even warburg did not anticipate«. *Cancer Cell.,* 20. März 2012; 21(3): 297–308.

30 Warburg O.: »On the origin of cancer cells«. *Science.* 24. Februar 1956; 123(3191): 309–314.

31 Friedrich-Schiller-Universität Jena *http://www.uni-jena.de/PM060109_Ristow.pdf.* (Passwortgeschützt. Der Zugang kann bei der Universität Jena beantragt werden.)

32 Schwartz L.: »Chlorine dioxide as a possible adjunct to metabolic treatment«. *J Cancer Treatment Diagn.*, 2017; 1(1): 6–10. l.

33 US10463690B2. »Method and compositions for treating cancerous tumor«. *https://patents.google.com/patent/US10463690B2/en.*

34 »Use of a chemically-stabilized chlorite matrix for the parenteral treatment of HIV infections«. *https://patents.google.com/patent/US6086922A/en.*

35 »Chlorine dioxide gas for use in treating respiratory virus infection«. (European Patent Office). *https://patents.google.com/patent/EP1955719B1/en.*

36 »Chlorite in the treatment of neurodegenerative disease«.

https://patents.google.com/patent/US8029826B2/en.

37 »Injection containing chlorine dioxid and method for making same«.
https://patents.google.com/patent/US20190015445A1/en.

38 Method and composition for treating cancerous tumors.
https://patents.google.com/patent/US10105389B1/en.

39 NP Politaia: »Fast unbekannt: Patent zur Behandlung von Krebstumoren«.
https://po.neopresse.com/fast-unbekannt-patent-zur-behandlung-von-krebstumoren/.

40 COMUSAV: »Zusammenfassung der Risikoidentifikation. Anwendung von Chlordioxid in wässriger Lösung ist sicher«. *https://comusav.de/risikoidentifikation/.*

41 Bundesärztekammer: »WMA Deklaration von Helsinki – Ethische Grundsätze für die medizinische Forschung am Menschen«.
https://www.bundesaerztekammer.de/fileadmin/user_upload/downloads/pdf-Ordner/International/Deklaration_von_Helsinki_2013_20190905.pdf.

42 Ison A., Odeh I. N., Margerum D. W.: »Kinetics and mechanisms of chlorine dioxide and chlorite oxidations of cysteine and glutathione«. *Inorg Chem.,* 16. Oktober 2006; 45(21): 87688775.

43 Erhan Ali: *Heilen mit MMS? Chlordioxidbehandlungen nach Jim Humble.*
https://mms-seminar.com/wp-content/uploads/2021/06/MMS557R-DE-Ali-Erhan.pdf.
Einen Link zum E-Book finden Sie auch auf der Internetseite von Andreas Kalcker:
https://mms-seminar.com/.

44 Oswald A.: *Das CDL-Handbuch – Gesundheit in eigener Verantwortung.*
Schnaittach 2021, S. 127, 129.

45 Shinada K., Ueno M., Konishi Ch. et al.: »Effects of a mouthwash with chlorine dioxide on oral malodor and salivary bacteria: a randomized placebo-controlled 7-day trial«. *Trials,* 11, Februar 2010.

46 Fischer H.: »Einläufe mit Oxidationsmitteln«. *https://medizinzumselbermachen.de/rundbrief-oktober-2021/wellness-der-inneren-medizin-einlaeufe-mit-oxidationsmitteln/.*

47 Oswald A.: *Das CDL-Handbuch – Gesundheit in eigener Verantwortung.*
Schnaittach 2021, S. 163.

Die Autorin

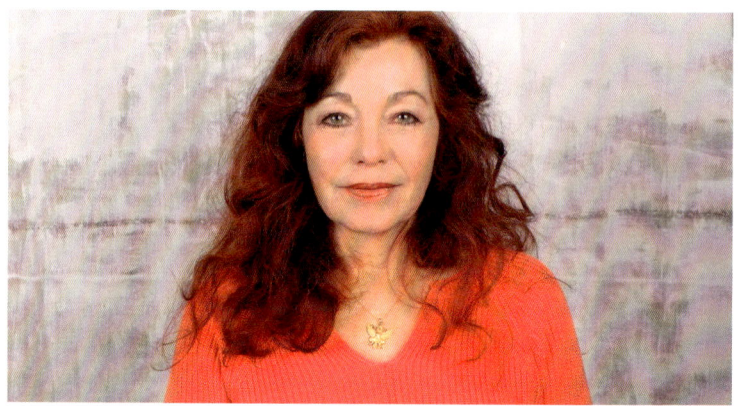

Brigitte Hamanns Leidenschaft galt lebenslang der Frage, wie wir seelisch und körperlich gesund sein und uns wohlfühlen können. Ihr über Jahrzehnte gewachsenes, solides naturheilkundliches und medizinisches Wissen vermittelt sie als Gesundheitsjournalistin in zahlreichen Büchern und Artikeln. Neben der Naturheilkunde stehen Psychosomatik und Psychoneuroimmunologie im Mittelpunkt ihrer Arbeit. Ausbildungen in systemischer Beratung, Hypnose und Aufstellungsarbeit schenkten ihr wichtige Einsichten in die menschliche Natur. Sie bilden die Grundlage ihrer ganzheitlichen Beratungen zu Lebensfragen.

Ausgewählte Publikationen der Autorin:

- Melatonin – 12 Gründe, warum Melatonin die Basis für Ihre Gesundheit ist
- Geheimnisvolle Zirbeldrüse
- Pandemie – Gefährdet eine Seuche die Welt
- Drehen Sie die Jahre zurück mit Kollagen – Wie Sie Ihr Aussehen verjüngen und Ihren Körper von Grund auf stärken
- Adaptogene – Die Elitepflanzen der Natur
- Aminosäuren – Dank revolutionärer wissenschaftlicher Erkenntnisse neue Vitalität gewinnen, besser schlafen, langsamer altern und Krankheiten vorbeugen
- Energieturbos – Wie Sie mit einfachen Mitteln Energie, Ausdauer und Konzentration steigern
- Kostbare Samen des Glücks – Geschichten, die Herz und Geist berühren
- Haarausfall ist heilbar! – Der natürliche Weg zu vollem und gesundem Haar
- Magnesiumöl – Das Wundermineral einfach & effektiv über die Haut aufnehmen
- Wie Sie Ihre Selbstheilungskräfte aktivieren – Das Geheimnis von Gesundheit, Vitalität und Glück
- Tinnitus natürlich heilen – Erfolgreiche Therapien gegen die quälenden Ohrgeräusche
- Die 50 besten Superfoods – Gesundheit kann man essen
- Gold, Weihrauch und Myrrhe – Die größten Heilschätze des Altertums
- Heilen mit Gold – Kolloidales Gold und weitere Goldarzneien

Bildnachweis

© **Shutterstock:**

LedyX (4, 7, 10, 18, 26, 30, 106, 132, 134), Panchenko Vladimir (14), Vector Image Plus (21), Nowwy Jirawat (24), goldnetz (26), Dotted Yeti (29), Ooddy-Smile Studio (30), marketlan (32), MicroOne (33), Alliance Images (39), photoslb com (40), s_maria (40), Jitka Volfova (48), LeysanI (48,134), Kateryna Kon (56), phloxii (68), Prostock-studio (73), Maridav (88), shablovskyistock (91), Sahara Prince (93), rafapress (96), JulsIst (97), FrouxRed (100), tomertu (100), Peter Bocklandt (102), Suwicha (102), Jacob_09 (106,132), Beautyimage (119,125), Yuriy Maksymiv (121), taffpixture (128), Soraluk Chonvanich (128)

© **AdobeStock:**

NLshop (10, 18), Patrick Daxenbichler (12), smart.art (13), volff (16), Анна Мартьянова (17), luchschenF (20, 63), LIGHTFIELD STUDIOS (23), TinPong (25), Thomas Söllner (28), designua (34), Siarhei (35), dule964 (36), Julio Ricco (37), Fiedels (38), eyewave (41), Spidi1981 (41), Africa Studio (42), Anusorn (43), Dragana Gordic (44), dwph (45), Nitiphol (45), detailblick-foto (47), Iryna (51), sdecoret (59), Monstar Studio (60), YummyBuum (61), Kurhan (62), analysis121980 (64), xy (65), Kateryna_Kon (67), silencefoto (69), eggeeggjiew (70), olly (71), Eskymaks (72), Spectral-Design (74), blueringmedia (75), freshidea (76), Double Brain (77), Artem (79), BillionPhotos.com (80), VectorMine (81), katestudio (82), starlineart (83), Krafla (84,123), Drazen (85), ffikretow (87), 9dreamstudio (89), SciePro (90), Anton Maltsev (94), kichigin19 (94), Olivier Le Moal (99), ryanking999 (105), Krakenimages.com (118, 136), JOE (120), Aleksej (122), Dmytro Titov (124), stockphoto-graf (127), Cubodeluz (131)